JN011527

みえる！ わかる！

精神科のくすり

南山堂

編者・執筆者一覧

編　著

三輪高市　鈴鹿医療科学大学薬学部 教授
中村友喜　三重県立こころの医療センター診療技術部 技師長兼薬剤室/
　　　　　　　感染管理室 室長

著　者

江角　悟　神戸学院大学薬学部 講師
桑原秀徳　瀬野川病院薬剤課 課長
定岡邦夫　須田病院薬剤部 薬剤部長
佐藤貴代　こだまホスピタル薬剤部
椎　　崇　北里大学病院薬剤部 課長
髙橋結花　東京女子医科大学病院薬剤部 師長
谷藤弘淳　こだまホスピタル薬剤・検査部 薬剤部長
別所千枝　JA尾道総合病院薬剤科 科長
松本康弘　ワタナベ薬局上宮永店
吉丸公子　三重県立こころの医療センター診療技術部 部長

序

　2025年をめどに地域包括ケアシステムの実現がすすむなかで，"精神障害にも対応した地域包括ケアシステム"，通称「にも包括」が並行して構築されます．また，精神科医療が進歩し，社会保障が整備されることによって，外来で治療を継続できる精神疾患患者は年々増えています．これに伴い，精神科の医療を取り巻く環境が大きく変わろうとしています．今後，地域において薬剤師が精神疾患患者と接する機会がより多くなり，また，関わり方はより深くなっていくことが予想されます．

　しかし，一般科の薬剤師からは，精神科の処方箋を受けることに対して苦手意識があるという声がたくさん聴こえてきます．苦手な理由として，精神科の処方箋は，①内容を確認しても疾患名・病態がはっきりわからない，②多剤大量処方，適応外使用，同効薬の併用などの煩雑な処方内容が多くて医師の処方意図がわかりにくい，などがあげられています．

　また，入院時の持参薬に精神科のくすりが含まれる場合，精神科がない病院では類似薬への切り替えや中止の判断が難しく，そもそもどうして服用しているのかを考えあぐねる，という声もたくさん聴きます．また患者とのコミュニケーションでも，①患者さんにどのように質問すればよいかわからない，②聞き取った情報をどう生かせばよいかわからないなど，対応に困ったり，悩んだりする方も多いようです．

　今回の増刊号では，臨床でよく見かける精神科の病気とくすりへの対応を，自信がない薬剤師の方々にもご理解いただけるように，精神科で活躍中の執筆者に"まるっ"とまとめていただきました．第Ⅰ部では，精神科のくすり一覧として，各薬剤のエッセンスを"ぎゅっと"詰め込みましたので，業務のなかで日常的に使用していただけると思います．第Ⅱ部では，精神疾患に用いられるくすりについて，改めて振り返るために整理・解説しました．第Ⅲ部では精神科に関わるキーワードについて初学者にも理解できるように解説しました．本書を通じて，精神科処方箋に苦手意識を持っている読者の皆さまが，精神疾患患者の薬物療法にも自信をもってサポートできるようになっていただければ幸いです．

2024年3月

編者を代表して
鈴鹿医療科学大学薬学部　教授
三輪高市

目次

第 **3** 章　用語解説

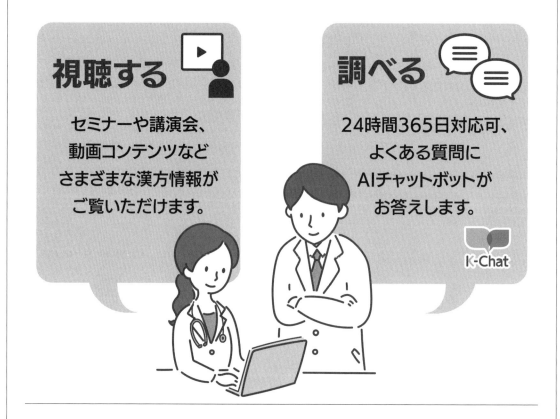
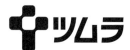

薬局 Back Number

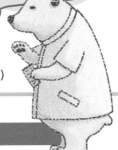

定価 **2,200** 円
（本体2,000円＋税10％）

バックナンバーのご案内

3月号 vol.75 no.3

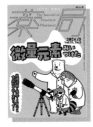

微量元素 みいつけた
生理作用・疾患・くすりと食品にクローズアップ！

　薬剤師が微量元素に関わる場面は，欠乏症の治療や微量元素を補充以外の用途で用いる薬剤，サプリメント，食事指導など多岐にわたります．現場で出会う微量元素にまつわる病態や製剤を正しく理解するには，体内での各微量元素のはたらきを知ることが必要です．

　そこで，本特集では体内動態や抗酸化作用などの生理学的な解説から始め，微量元素の知識が臨床につながるよう，場面や原因ごとの欠乏症・過剰症とその治療・予防方法などについて解説します．人体に含まれる量はわずかながらも，健康に欠かせない微量元素の重要な役割と，疾患およびその治療とのつながりを踏まえた薬学的なアプローチにつながる特集です．

2月号 vol.75 no.2

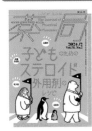

子どものためのステロイド外用剤のレシピ

　ステロイド外用剤は皮膚外用剤のほかにも，吸入剤や点眼剤，耳鼻科用剤などさまざまな剤形があります．子どもへの外用剤の使用では，アドヒアランスの維持・向上のためのわかりやすく丁寧な説明や，物性を把握した調剤はもちろん，患児・保護者が抱える疑問・不安を引き出し，解消するなどの対応も求められます．

　そこで，外用剤のなかでもより慎重な使用が求められ，適切な治療の継続を阻む要因が少なくない「ステロイド外用剤」に焦点を当てて服薬指導のポイントや使用上の注意点を解説しました．小児薬物療法に携わる薬剤師に必須な情報がぎゅっと詰まった一冊です！

1月号 vol.75 no.1

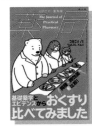

基礎薬学とエビデンスから
おくすり比べてみました

　同じ効能・効果をもつ医薬品であっても特徴が異なる場合があり，患者の状態・状況に合わせた使い分けが重要です．薬剤師には「なぜA薬ではなくB薬を使っているの？」「効果にどれくらいの差があるの？」などを理解したうえでの薬剤業務が求められます．また，疑義照会などで各薬剤の特徴を簡潔に提示するスキルも必要です．

　そこで今回新たな取り組みとして，化学構造や薬物動態学などの薬剤の特徴や有効性だけではなく，大規模ランダム試験の結果を踏まえたエビデンスで同種・同効薬の特徴を比較してみました！

年間購読，バックナンバーのご注文は，最寄りの書店または(株)南山堂 営業部へお申し込みください．

 南 山 堂　〒113-0034 東京都文京区湯島4-1-11
TEL 03-5689-7855 FAX 03-5689-7857（営業）
URL http://www.nanzando.com
E-mail eigyo_bu@nanzando.com

「第1章 精神科のくすり一覧」の使い方

これだけは覚えておきたい要点：
臨床現場で役立つ知識をまとめました

劇薬指定の薬剤はで区別しました（＊：規格により劇薬の指定が変わるもの）

先発医薬品の添付文書，医薬品インタビューフォームよりまとめました

多元受容体作用抗精神病薬
クエチアピン

劇薬

先発品：セロクエル®, ビプレッソ®
後発品：あり
代謝・排泄：肝臓（CYP3A4），尿中・糞中排泄
警告：血糖値上昇のおそれ

剤形　GE有　　　　GE有

先発医薬品および後発医薬品で選択できる剤形をアイコン表示しました

これだけは覚えておきたい要点

◆ 糖尿病の患者，糖尿病の既往歴のある患者に対しては禁忌
　→口渇，多飲，多尿，頻尿などの症状が生じた際には，医師または薬剤師へ報告するよう指導
◆ 細粒と錠剤は統合失調症，徐放錠（ビプレッソ®）は双極性障害におけるうつ症状に使用する
◆ 低用量でせん妄や認知症の周辺症状（BPSD），不眠に使用されることが多い
◆ 双極性障害における躁症状およびうつ症状のほか，SSRIやSNRIで効果不十分なうつ病に対する増強療法で徐放錠以外の剤型が少量で使用されることがある
◆ 体重増加や脂質異常症の危険性を増大させることがある
◆ クロルプロマジン換算値：66

適応	セロクエル®：統合失調症，ビプレッソ®：双極性障害におけるうつ症状の改善
用法・用量	統合失調症（セロクエル®）：通常，1回25mg，1日2〜3回より開始 維持量：1日150〜600mgを2〜3回に分け経口投与（最大：1日750mg） 双極性障害におけるうつ症状の改善（ビプレッソ®）：通常，1回50mgより開始し，2日以上あけ1回150mgに増量．その後2日以上あけ1回300mgに増量（いずれも1日1回就寝前に服用，食後2時間以上あける）

適応，用法・用量：
先発医薬品の添付文書より精神科領域に関連するもののみを抜粋しています．また，用法・用量は特に表記がない場合は成人のものを示します

先発医薬品を中心に，主な製剤の外観を掲載しています

参考文献　・各添付文書，医薬品インタビューフォーム．
・仙波純一，他（監訳）：ストール精神薬理学エッセンシャルズ 第5版，メディカル・サイエンス・インターナショナル，2023．
・仙波純一（訳）：ストール精神科治療薬処方ガイド，メディカル・サイエンス・インターナショナル，2021．
・日本臨床精神神経薬理学会専門医制度委員会（編）：臨床精神神経薬理学テキスト 改訂第3版，星和書店，2024．
・別所千枝，他（編）：ゆるりとはじめる精神科の1冊目，じほう，2021．
・日本病院薬剤師会,精神科病院特別委員会（編）：薬局．58：2007．
・一般社団法人日本病院薬剤師会（監修）：精神科薬物療法マニュアル，南山堂，2018．
・龍原　徹（監修）：ポケット医薬品集2022年版，南山堂，2022．
・Huhn M, et al：LANCET, 394：939-951, 2019.
・Taylor DM, et al：The Maudsley Prescribing Guidelines in Psychiatry 14th, Wiley-Blackwell, 2021.
・FDA：Aripiprazole Full Prescribing Information.
・FDA：Brexpiprazole Full Prescribing Information.

第 **1** 章

精神科の
くすり一覧

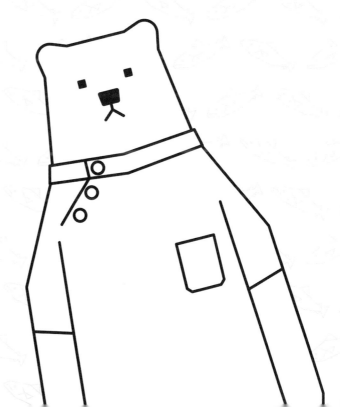

フェノチアジン系抗精神病薬

クロルプロマジン

 劇薬*

先発品名：コントミン®，ウインタミン®
後発品：あり
代謝・排泄：CYP2D6，排泄経路は資料なし
警告：—

剤形
GE有

これだけは覚えておきたい要点

◆ 妊娠第1三半期には使用しない方がよい
◆ 抗精神病作用よりも鎮静作用に期待して使用することが多い
◆ 悪心，嘔吐，吃逆にも適応がある
◆ 経口投与が困難な場合や緊急の場合は筋肉内注射の選択肢もある
◆ 起立性低血圧などの血圧低下が発現することがある
　→特に高齢者において投与開始時および投与初期2〜3週間はふらつきやめまいなどに注意が必要なことを指導し，降圧薬との併用時には特に注意するよう伝える
◆ クロルプロマジン換算値（CP，CPZ換算値）として抗精神病薬の基準となる

適応　統合失調症，躁病，神経症における不安・緊張・抑うつ
用法・用量　錠剤，散剤：通常，1日50〜450mg分割経口投与
　　　　　注射剤：通常，10〜50mgを筋肉内に緩徐に注射

フェノチアジン系抗精神病薬

レボメプロマジン

 劇薬*

先発品名：ヒルナミン®，レボトミン®
後発品：あり
代謝・排泄：CYP2D6，尿中・糞便中へ排泄
警告：—

剤形
GE有

これだけは覚えておきたい要点

◆ 抗精神病作用よりも鎮静作用に期待して使用することが多い
◆ 統合失調症において単独で使用することは少ない
◆ 統合失調症のほか，うつ病や不安症において不安，緊張，焦燥が強い時に使用することがある
◆ 躁病，うつ病における不安，緊張にも適応がある
◆ 起立性低血圧などの血圧低下が発現することがある
　→特に高齢者において投与開始時および投与初期2〜3週間はふらつきやめまいなどに注意が必要なことを指導し，降圧薬との併用時には特に注意するよう伝える
◆ クロルプロマジン換算値：100

適応　統合失調症，躁病，うつ病における不安・緊張
用法・用量　錠剤，散剤：通常，1日25〜200mgを分割経口投与
　　　　　注射剤：通常，1回25mgを筋肉内注射する

フェノチアジン系抗精神病薬
ペルフェナジン

 劇薬*

先発品名：ピーゼットシー®，トリラホン®
後発品：なし
代謝・排泄：CYP2D6，尿中・糞中排泄
警告：―

剤形　

これだけは覚えておきたい要点

◆ メニエール病（眩暈，耳鳴）にも適応がある
◆ 経口投与が困難な場合や緊急の場合は筋肉内注射の選択肢もある
◆ 内服薬は注射薬よりも力価が低いため，内服薬へ変更する場合は等量かそれ以上の投薬量が必要である
◆ 起立性低血圧などの血圧低下が発現することがある
　→特に高齢者において投与開始時および投与初期2〜3週間はふらつきやめまいなどに注意が必要なことを指導し，降圧薬との併用時には特に注意するよう伝える
◆ クロルプロマジン換算値：10（内服），2（筋注）

適応　　統合失調症
用法・用量　錠剤，散剤：通常，1日6〜48mgを分割経口投与
　　　　　注射剤：通常，1回2〜5mgを筋肉内注射

フェノチアジン系抗精神病薬
フルフェナジン

 劇薬*

先発品名：フルメジン®，フルデカシン®
後発品：なし
代謝・排泄：肝臓（ラット，イヌ），排泄は資料なし
警告：―

剤形　

これだけは覚えておきたい要点

◆ ほかのフェノチアジン系薬剤よりも鎮静作用が弱いが，錐体外路症状の発現リスクは高い
　→手の震えや流涎などの錐体外路症状が発現した際には，医師または薬剤師へ報告するよう指導
◆ 起立性低血圧などの血圧低下が発現することがある
　→特に高齢者において投与開始時および投与初期2〜3週間はふらつきやめまいなどに注意が必要なことを指導し，降圧薬との併用時には特に注意するよう伝える
◆ 統合失調症の維持期治療の剤形として持効性注射剤（4週間タイプ）がある
◆ クロルプロマジン換算値：2（内服），15mg/4週（特効性注射）

適応　　統合失調症
用法・用量　錠剤：通常，1日1〜10mgを分割経口投与
　　　　　注射剤：通常，1回12.5〜75mgを4週間間隔で筋肉内注射．初回投与量は50mgを超えないものとする

錠剤
OD錠
カプセル
舌下錠
散剤
貼付剤
水剤
注射剤
先発品のみ
GEのみ
後発品のみ
GE有　両方あり
剤形なし

フェノチアジン系抗精神病薬

プロクロルペラジン

先発品名：ノバミン®
後発品：なし
代謝・排泄：肝臓，尿中・糞中に排泄
警告：—

剤形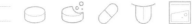

これだけは覚えておきたい要点

◆ 悪心，嘔吐に対して使用することが多い

◆ 統合失調症において単独で使用することはほぼない

◆ 筋肉内注射剤は術前・術後などの悪心・嘔吐のみの適応である

◆ 起立性低血圧などの血圧低下が発現することがある
　→特に高齢者において投与開始時および投与初期2〜3週間はふらつきやめまいなどに注意が必要なことを指導し，降圧薬との併用時には特に注意するよう伝える

◆ クロルプロマジン換算値：15（内服），2.14（筋注）

適応	錠剤：統合失調症，術前・術後などの悪心・嘔吐 注射剤：術前・術後などの悪心・嘔吐
用法・用量	錠剤：通常，1日15〜45mgを分割経口投与 注射剤：通常，1日1回5mgを筋肉内注射

フェノチアジン系抗精神病薬

プロペリシアジン　劇薬

先発品名：ニューレプチル®
後発品：なし
代謝・排泄：肝臓，尿中および胆汁排泄
警告：—

剤形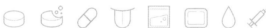

これだけは覚えておきたい要点

◆ 感情鈍麻や意欲の欠如など，陰性症状に対する効果を期待して使用することがある

◆ 統合失調症において不安，緊張，焦燥が強い時に使用することがある

◆ 起立性低血圧などの血圧低下が発現することがある
　→特に高齢者において投与開始時および投与初期2〜3週間はふらつきやめまいなどに注意が必要なことを指導し，降圧薬との併用時には特に注意するよう伝える

◆ クロルプロマジン換算値：20

適応	統合失調症
用法・用量	錠剤，散剤，水剤：通常，1日10〜60mgを分割経口投与

ブチロフェノン系抗精神病薬
ハロペリドール

 劇薬

先発品名：セレネース®，ハロマンス®　　後発品：あり
代謝・排泄：肝臓（CYP2D6，CYP3A4），
　　　　　　尿中・糞便中排泄（ラット）
警告：—

剤形　
　　　GE有　　　　　　　　　　　GE有　　　　　　　　GE有

これだけは覚えておきたい要点

◆ 重症の心不全患者に対しては禁忌であり，QT延長や心筋梗塞，代償されない心不全の既往歴がある患者への使用は控えた方がよい
◆ パーキンソン病またはレビー小体型認知症の患者に対しては禁忌
◆ 妊婦または妊娠している可能性のある患者に対しては禁忌
◆ 躁病にも適応がある
◆ 抗精神病作用が強い一方で，鎮静作用は弱い
◆ 錐体外路症状の発現リスクが高い
　→手の震えや流涎などが発現した際には，医師または薬剤師へ報告するよう指導
◆ 起立性低血圧などの血圧低下が発現することがある
　→特に高齢者において投与開始時および投与初期2〜3週間はふらつきやめまいなどに注意が必要なことを指導し，降圧剤との併用時には特に注意するよう伝える
◆ 経口投与が困難な場合や緊急の場合は速放性注射（筋注・静注）の選択肢もある
◆ 統合失調症の維持期治療の剤形として持効性注射剤（4週間タイプ）がある
◆ クロルプロマジン換算値：2（内服），1（注射），30 mg/4週（特効性注射）

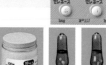

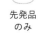

適応	セレネース®：統合失調症，躁病　　ハロマンス®：統合失調症
用法・用量	錠剤，散剤，水剤：通常，1日0.75〜2.25 mgから開始し増量．維持量：1日3〜6 mgを経口投与 セレネース®注：通常，1回5 mgを1日1〜2回筋肉内または静脈内注射（緊急を要する場合） ハロマンス®注：初回投与量は経口ハロペリドールの1日量の10〜15倍を目安（100 mgを超えないこと）．通常，1回50〜150 mgを4週間隔で筋肉内投与

ブチロフェノン系抗精神病薬
スピペロン

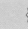 劇薬

先発品名：スピロピタン®
後発品：なし
代謝・排泄：資料なし，尿中・糞中排泄（ラット）
警告：—

剤形　

これだけは覚えておきたい要点

◆ パーキンソン病またはレビー小体型認知症の患者に対しては禁忌
◆ 重症の心不全患者に対しては禁忌であり，QT延長や心筋梗塞，代償されない心不全の既往歴がある患者への使用は控えた方がよい
◆ ハロペリドールと同等の抗精神病作用を有する
◆ 低用量では賦活作用，高用量では鎮静作用を期待して使用する
◆ 導入初期 約1週間は0.5〜1.5 mg/日，以後漸増し1.5〜4.5 mg/日
◆ クロルプロマジン換算値：1

適応	統合失調症
用法・用量	1日0.5〜1.5 mgより開始（1週間），その後漸増し1日1.5〜4.5 mgを経口投与

剤形（右欄）
錠剤
OD錠
カプセル
舌下錠
散剤
貼付剤
水剤
注射剤
先発品のみ
GEのみ
後発品のみ
GE有両方あり
剤形なし

ブチロフェノン系抗精神病薬
ブロムペリドール

先発品名：—
後発品：あり
代謝・排泄：肝臓（CYP3A4），排泄は資料なし
警告：—

剤形							
GEのみ				GEのみ			

これだけは覚えておきたい要点

◆ パーキンソン病またはレビー小体型認知症の患者に対しては禁忌
◆ 妊婦または妊娠している可能性のある患者に対しては禁忌
◆ 重症の心不全患者に対しては禁忌であり，QT延長や心筋梗塞，代償されない心不全の既往歴がある患者への使用は控えた方がよい
◆ ハロペリドールと同等の抗精神病作用を有する
◆ 第一世代抗精神病薬のなかでは錐体外路症状の発現リスクが軽減されているが，発現には注意
　→手の震えや流涎などが発現した際には，医師または薬剤師へ報告するよう指導
◆ 起立性低血圧などの血圧低下が発現することがある
　→特に高齢者において投与開始時および投与初期2～3週間はふらつきやめまいなどに注意が必要なことを指導し，降圧剤との併用時には特に注意するよう伝える
◆ クロルプロマジン換算値：2

適応	統合失調症
用法・用量	錠剤，散剤：通常，1日3～18mgを経口投与（最大：1日36mg）

ブチロフェノン系抗精神病薬
ピパンペロン

先発品名：プロピタン®
後発品：なし
代謝・排泄：代謝は資料なし，尿中・糞中排泄（ラット）
警告：—

剤形							

これだけは覚えておきたい要点

◆ パーキンソン病またはレビー小体型認知症の患者に対しては禁忌
◆ 重症の心不全患者に対しては禁忌であり，QT延長や心筋梗塞，代償されない心不全の既往歴がある患者への使用は控えた方がよい
◆ 統合失調症において不安，緊張，興奮などの抑制作用がある
◆ 抗精神病作用はクロルプロマジンよりも強い
◆ 導入初期1～2週間は50～150mg/日，以後漸増し150～600mg/日
◆ クロルプロマジン換算値：200

適応	統合失調症
用法・用量	通常，1日50～150mgより開始（最初1～2週間），以後漸増し1日150～600mgを1日3回経口投与

ブチロフェノン系抗精神病薬
チミペロン

劇薬

先発品名：トロペロン®
後発品：あり
代謝・排泄：肝臓など，尿中・糞中排泄
警告：—

剤形　 GE有　　　 GE有　　

これだけは覚えておきたい要点

◆ パーキンソン病またはレビー小体型認知症の患者に対しては禁忌
◆ 妊婦または妊娠している可能性のある患者に対しては禁忌
◆ 重症の心不全患者に対しては禁忌であり，QT延長や心筋梗塞，代償されない心不全の既往歴がある患者への使用は控えた方がよい
◆ ハロペリドールと同等の抗精神病作用を有し，鎮静作用は弱い
◆ ハロペリドールより錐体外路症状の発現リスクは低い
◆ クロルプロマジン換算値：1.3（内服），0.19（注射）

適応　錠剤，散剤：統合失調症
　　　注射剤：統合失調症，躁病

用法・用量　錠剤，散剤：1日0.5〜3mgより開始，その後通常1日3〜12mgを分割経口投与
　　　注射剤：通常，1回4mgを1日1回 or 2回，筋肉内または静脈内注射する（急性期症状，経口投与困難時）

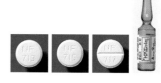

ベンザミド系抗精神病薬
スルピリド

劇薬*

先発品名：ドグマチール®
後発品：あり
代謝・排泄：肝臓，尿中・糞中排泄
警告：—

剤形　 GE有　　 GE有　 GE有　

これだけは覚えておきたい要点

◆ ほかの抗精神病薬に比べて中枢移行性が低いため，高プロラクチン血症の発現リスクが高く，プロラクチン分泌性の下垂体腫瘍の患者に対しては禁忌
　→乳汁分泌や無月経などが生じた際には，医師または薬剤師へ報告するよう指導
◆ うつ病，うつ状態，胃・十二指腸潰瘍にも適応があり，これらの病態に対しては150mg/日以下の低用量で使用することが多い
◆ 低用量では賦活作用，高用量では鎮静作用を期待して使用する
◆ ホルモンの変化に伴う片頭痛の治療に使用することがある
◆ 筋肉内注射剤の規格には50mgと100mgがあり，50mgは統合失調症と胃・十二指腸潰瘍，100mgは統合失調症のみの適応である
◆ クロルプロマジン換算値：200（内服），50（筋注）

適応　錠剤，カプセル，散剤：統合失調症，うつ病・うつ状態
　　　注射剤：統合失調症

用法・用量　統合失調症：経口剤の場合，通常，1日300〜600mgを分割経口投与（最大：1日1,200mg）
　　　注射剤の場合，通常，1日100〜200mgを筋肉内注射（最大1日600mg）
　　　うつ病・うつ状態：通常，1日150mg〜300mgを分割経口投与（最大1日600mg）

右側アイコン：
錠剤
OD錠
カプセル
舌下錠
散剤
貼付剤
水剤
注射剤
先発品のみ
GEのみ
後発品のみ
GE有両方あり
剤形なし

ベンザミド系抗精神病薬
スルトプリド

劇薬

先発品名：バルネチール®
後発品：なし
代謝・排泄：資料なし，尿中排泄
警告：—

剤形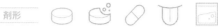

これだけは覚えておきたい要点

◆ パーキンソン病またはレビー小体型認知症の患者に対しては禁忌

◆ 脳障害（脳炎，脳腫瘍，頭部外傷後遺症など）の疑いのある患者に対しては禁忌

◆ 高プロラクチン血症の発現リスクが高いことから，プロラクチン分泌性の下垂体腫瘍の患者に対しては禁忌

◆ 重症の心不全患者に対しては禁忌であり，QT延長や心筋梗塞，代償されない心不全の既往歴がある患者への使用は控えた方がよい

◆ 抗精神病作用と鎮静作用が強く幻覚妄想や興奮を伴う各種精神疾患に使用

◆ クロルプロマジン換算値：200

| 適応 | 躁病，統合失調症の興奮および幻覚・妄想状態 |
| 用法・用量 | 錠剤，散剤：通常，1日300〜600 mgを分割経口投与（最大：1日1,800 mg） |

ベンザミド系抗精神病薬
ネモナプリド

劇薬

先発品名：エミレース®
後発品：なし
代謝・排泄：肝臓（CYP3A4），尿中排泄
警告：—

剤形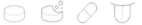

これだけは覚えておきたい要点

◆ パーキンソン病またはレビー小体型認知症の患者に対しては禁忌

◆ ハロペリドールと同等の抗精神病作用を有し，鎮静作用は弱い

◆ 感情鈍麻や意欲の欠如など，陰性症状に対する効果を期待して使用することがある

◆ 起立性低血圧などの血圧低下の発現リスクが低い

◆ 抗コリン作用が弱いため，口渇や尿閉などの発現リスクが低い

◆ ほかの抗精神病薬に比べて中枢移行性が高いため，高プロラクチン血症の発現リスクが低い

◆ クロルプロマジン換算値：4.5

| 適応 | 統合失調症 |
| 用法・用量 | 通常，1日9〜36 mgを食後に分割経口投与（最大：1日60 mg） |

ベンザミド系抗精神病薬

チアプリド

先発品名：グラマリール®
後発品：あり
代謝・排泄：ほとんど代謝されない（腎排泄），尿中排泄
警告：—

剤形　　　　　
　　　GE有　　　　　　　　　GE有

これだけは覚えておきたい要点

◆ 高プロラクチン血症の発現リスクが高いことから，プロラクチン分泌性の下垂体腫瘍の患者に対しては禁忌

◆ 抗精神病薬のなかで唯一，脳梗塞後遺症に伴う攻撃的行為，精神興奮，徘徊，せん妄の改善と特発性ジスキネジアおよびパーキンソニズムに伴うジスキネジアに適応がある

◆ パーキンソニズムに伴うジスキネジアの患者へ推奨される開始用量は25mg/日（1回25mgを1日1回）である

◆ 主に腎排泄であるため，腎機能が低下している高齢者へ推奨される開始用量は25～50mg/日（1回25mgを1日1～2回）である

◆ 脳梗塞後遺症に伴う攻撃的行為，精神興奮，徘徊，せん妄で使用する際，投与6週で効果が認められない場合には投与中止をする

◆ クロルプロマジン換算値：100

| 適応 | 脳梗塞後遺症に伴う攻撃的行為，精神興奮，徘徊，せん妄の改善 |
| 用法・用量 | 錠剤，散剤：通常，1日75～150mgを3回に分割経口投与 |

memo

セロトニン・ドパミン遮断薬
リスペリドン

劇薬

先発品：リスパダール®，リスパダールコンスタ®
後発品：あり
代謝・排泄：肝臓（CYP2D6，CYP3A4），尿中・糞中排泄
警告：—

剤形							
	GE有	GE有		GE有		GE有	

これだけは覚えておきたい要点

◆ 国内で上市されていた最初の第二世代抗精神病薬
◆ 小児自閉スペクトラム症（ASD）に伴う易怒性にも適応がある
◆ 抗精神病作用と鎮静作用が強く，幻覚妄想や興奮を伴う各種精神疾患やせん妄に使用
◆ リスペリドンの活性代謝物は腎排泄なので，腎機能が低下した高齢者などへの投与は副作用の発現リスクが高い
　→手の震えや流涎などの錐体外路症状が発現した際には，医師または薬剤師へ報告するよう指導
　→転倒・転落へ注意するよう指導
◆ ほかの抗精神病薬に比べて中枢移行性が低いため，高プロラクチン血症の発現リスクが高い
　→乳汁分泌や無月経などが生じた際には，医師または薬剤師へ報告するよう指導
◆ 体重増加や糖尿病，脂質異常症の危険性を増大させることがある
◆ 内用液は茶葉抽出飲料（紅茶，烏龍茶，日本茶など）およびコーラと混合すると含量が低下する
◆ 統合失調症の維持期治療の剤形として持効性注射剤（2週間タイプ）がある
◆ クロルプロマジン換算値：1（内服），10mg/2週（特効性注射）

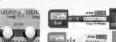

適応	錠剤，OD錠，散剤，水剤，注射剤：統合失調症
	錠剤（1mg，2mg），OD錠，散剤，水剤：小児期の自閉スペクトラム症に伴う易刺激性

用法・用量	統合失調症：経口剤の場合，通常，1回1mg 1日2回より開始し，徐々に増量
	維持量：通常，2～6mgを分割し1日2回経口投与（最大：1日12mg）
	注射剤の場合，1回25mgを2週間間隔で臀部筋肉内投与（初回量：25mg，最大：1回50mg）
	小児期の自閉スペクトラム症に伴う易刺激性：
	体重15～20kg未満の患者：通常，1日1回0.25mgより開始し，4日目より0.5mgを分割し1日2回経口投与．増量する場合は1週間以上の間隔をあけて1日0.25mgずつ増量（最大：1日量は1mg）
	体重20kg以上の患者：1日1回0.5mgより開始し，4日目より1mgを分割し1日2回経口投与．増量する場合は1週間以上の間隔をあけて1日0.5mgずつ増量（最大：体重20～45kg未満は1日2.5mg，45kg以上は1日3mg）

memo

セロトニン・ドパミン遮断薬
パリペリドン 劇薬

先発品：インヴェガ®，ゼプリオン®，ゼプリオンTRI®
後発品：なし
代謝・排泄：肝臓での代謝率は低い，尿中・糞中排泄
警告：—

剤形　

これだけは覚えておきたい要点

- ◆ クレアチニン・クリアランス50 mL/分未満の中等度から重度の腎機能障害がある患者に対しては禁忌
- ◆ リスペリドンの主活性代謝物
- ◆ リスペリドンより鎮静，起立性低血圧などの副作用が少ない
- ◆ ほかの抗精神病薬に比べて中枢移行性が低いため，高プロラクチン血症の発現リスクが高い
  - →乳汁分泌や無月経などが生じた際には，医師または薬剤師へ報告するよう指導
- ◆ 体重増加や糖尿病，脂質異常症の危険性を増大させることがある
- ◆ 浸透圧を利用した放出制御システムを有する徐放製剤
  - →腸内での滞留時間を考慮し，1日1回朝食後に服用することを指導
  - →噛んだり割ったりしないように指導
  - →有効成分が放出された後のゴーストタブレットが糞便中に混ざって出てくるが問題ないことを指導
- ◆ 統合失調症の維持期治療の剤形として持効性注射剤（4週間タイプ，12週間タイプ）がある
- ◆ クロルプロマジン換算値：1.5（内服），18.75 mg/4週（特効性注射）

適応　統合失調症

用法・用量　錠剤：通常，6 mgを1日1回朝食後に経口投与（最大：1日12 mg）．増量する場合は5日以上の間隔をあけて1日量として3 mgずつ増やす
水懸筋注：通常，初回150 mg，1週後に2回目100 mgを三角筋内に投与．その後は4週に1回，75 mgを三角筋または臀部筋内に投与（投与量は25〜150 mgの範囲で適宜増減．また1回量の最大は50 mg）
TRI水懸筋注：パリペリドン4週間隔筋注製剤を4ヵ月以上継続投与かつ適切な治療が行われた患者に対し，最終投与の4週間後から使用．通常，水懸筋注製剤最終投与量の3.5倍量を，12週間に1回，三角筋または臀部筋に筋肉内投与

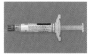
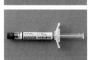

セロトニン・ドパミン遮断薬
ペロスピロン 劇薬

先発品：ルーラン®　　後発品：あり
代謝・排泄：肝臓（主にCYP3A4），尿中・糞中排泄（ラット）
警告：—

剤形　
GE有

これだけは覚えておきたい要点

- ◆ わが国で開発された抗精神病薬であり，抗精神病作用が強い一方で鎮静作用は弱く，抗うつ作用や抗不安作用も合わせもつ
- ◆ 高齢者における過活動型せん妄に使用されることがある
- ◆ ほかの抗精神病薬に比べて中枢移行性が高いため，高プロラクチン血症の発現リスクが低い
- ◆ 体重増加や糖尿病，脂質異常症の発現リスクが低い
- ◆ 空腹時には吸収率が低下するため，食後投与
  - →最大限の効果を得るには食後に服用した方がよいことを指導
- ◆ クロルプロマジン換算値：8

適応　統合失調症

用法・用量　通常，1回4 mg1日3回より開始．維持量：1日12〜48 mgを3回に分けて食後経口投与（最大：1日48 mg）

右側アイコン：錠剤，OD錠，カプセル，舌下錠，散剤，貼付剤，水剤，注射剤，先発品のみ，GEのみ　後発品のみ，GE有　両方あり，剤形なし

セロトニン・ドパミン遮断薬

ブロナンセリン

劇薬

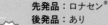

先発品：ロナセン®
後発品：あり
代謝・排泄：肝臓（CYP3A4），尿中・糞中排泄
警告：―

剤形
GE有　　　　　　　　　　　GE有

これだけは覚えておきたい要点

◆ わが国で開発された抗精神病薬であり，抗精神病作用が強い一方で，鎮静作用は弱い

◆ ほかの抗精神病薬に比べて中枢移行性が高いため，高プロラクチン血症の発現リスクが低い

◆ 体重増加や糖尿病，脂質異常症の発現リスクが低い

◆ 空腹時には吸収率が低下するため，食後投与
　→最大限の効果を得るには食後に服用した方がよいことを指導

◆ 高用量では錐体外路症状の発現リスクが高い

◆ 散剤と錠剤のほか，国内で上市された抗精神病薬のなかで唯一の剤型である貼付剤がある
　→貼付剤を使用の際には，貼付部位の保湿などスキンケアに心がけるように指導

◆ クロルプロマジン換算値：4（内服），20（貼付剤）

適応　統合失調症

用法・用量　錠剤，散剤：通常，1回4mg1日2回食後経口投与より開始
維持量：1日8〜16mgを1日2回食後経口投与（最大：1日24mg）
小児の場合，1回2mg，1日2回食後経口投与より開始
小児の維持量：1日8〜16mgを1日2回食後経口投与（最大：1日16mg）
貼付剤：通常，40mgを1日1回貼付（最大：80mg）．貼付部位は胸部，腹部，
背部のいずれかとし，24時間ごとに貼り替える

セロトニン・ドパミン遮断薬

ルラシドン

劇薬

先発品：ラツーダ®
後発品：なし
代謝・排泄：肝臓（CYP3A4），尿中・糞中排泄
警告：―

剤形

これだけは覚えておきたい要点

◆ CYP3A4を強く阻害する薬剤（イトラコナゾール，クラリスロマイシンなど）や，強く誘導する薬剤（リファンピシン，ホスフェニトインなど）を服用中の患者に対しては禁忌

◆ 双極性障害のうつ症状にも適応がある

◆ 統合失調症よりも双極性障害のうつ症状で使用される方が多い

◆ 開始用量が統合失調症は40mg/日，双極性障害のうつ症状は20mg/日と異なる

◆ 腎機能障害や肝機能障害が中等度以上の患者には開始・維持用量が低用量で設定されている

◆ ほかの抗精神病薬に比べて中枢移行性が高いため，高プロラクチン血症の発現リスクが低い

◆ 体重増加や糖尿病，脂質異常症の発現リスクが低い

◆ 空腹時には吸収率が低下するため，食後投与
　→最大限の効果を得るには食後に服用した方がよいことを指導

◆ クロルプロマジン換算値：10

適応　統合失調症，双極性障害におけるうつ症状の改善

用法・用量　統合失調症：通常，1日1回40mgを食後経口投与（最大：1日80mg）
双極性障害におけるうつ症状の改善：通常，20〜60mgを1日1回食後経口投与
（開始用量：20mg，増量幅：1日20mg，最大：1日60mg）

多元受容体作用抗精神病薬

オランザピン

劇薬

先発品：ジプレキサ®，ジプレキサ® ザイディス®
後発品：あり
代謝・排泄：肝臓（主にUGT，CYP1A2），尿中・糞中排泄
警告：血糖値上昇のおそれ

UGT：グルクロン酸転移酵素

剤形
GE有　GEのみ　　　　　　GE有

これだけは覚えておきたい要点

◆ 糖尿病の患者，糖尿病の既往歴のある患者に対しては禁忌
　→口渇，多飲，多尿，頻尿などの症状が生じた際には，医師または薬剤師へ報告するよう指導
◆ 抗精神病作用と鎮静作用が強く，幻覚妄想や興奮を伴う各種精神疾患に使用
◆ 気分障害に対して使用されることが多い
◆ 双極性障害における躁症状およびうつ症状，抗悪性腫瘍薬（シスプラチンなど）投与に伴う消化器症状（悪心，嘔吐）にも適応がある
◆ 体重増加や脂質異常症の危険性を増大させることがある
◆ 喫煙により血中濃度の低下が生じるため，喫煙にて吸収率が低下することを指導
◆ 第二世代抗精神病薬のなかで唯一，統合失調症における急激な精神運動興奮に対して使用できる筋注製剤がある
◆ クロルプロマジン換算値：2.5（内服），2.25（筋注）

適応　錠剤，OD錠，散剤：統合失調症，双極性障害における躁症状およびうつ症状の改善
注射剤：統合失調症における精神運動興奮

用法・用量　統合失調症：通常，1日1回5～10mg 1日1回経口投与より開始
維持量：1日1回10mg経口投与（最大：1日20mg）
双極性障害における躁症状の改善：通常，1日1回10mg経口投与（最大：1日20mg）
双極性障害におけるうつ症状の改善：通常，1日1回5mg経口投与より開始
維持量：1日1回10mg（最大：1日20mg）
統合失調症における精神運動興奮：通常，1回10mgを筋肉内注射
効果不十分の場合：1回10mgまでを追加投与（最大：追加投与を含め1日2回まで，前回の投与から2時間以上間隔をあけること）

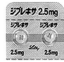 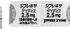

memo

錠剤

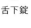
OD錠

カプセル

舌下錠

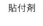
散剤

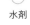
貼付剤

水剤

注射剤

先発品
のみ

GEのみ
後発品
のみ

GE有
両方あり

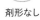
剤形なし

多元受容体作用抗精神病薬
クエチアピン

劇薬

先発品：セロクエル®，ビプレッソ®
後発品：あり
代謝・排泄：肝臓（CYP3A4），尿中・糞中排泄
警告：血糖値上昇のおそれ

剤形　
GE有　　　　　　　GE有

これだけは覚えておきたい要点

◆ 糖尿病の患者，糖尿病の既往歴のある患者に対しては禁忌
　→口渇，多飲，多尿，頻尿などの症状が生じた際には，医師または薬剤師へ報告するよう指導
◆ 細粒と錠剤は統合失調症，徐放錠（ビプレッソ®）は双極性障害におけるうつ症状に使用する
◆ 低用量でせん妄や認知症の周辺症状（BPSD），不眠に使用されることが多い
◆ 双極性障害における躁症状およびうつ症状のほか，SSRIやSNRIで効果不十分なうつ病に対する増強療法で徐放錠以外の剤型が少量で使用されることがある
◆ 体重増加や脂質異常症の危険性を増大させることがある
◆ クロルプロマジン換算値：66

適応　　セロクエル®：統合失調症，ビプレッソ®：双極性障害におけるうつ症状の改善

用法・用量　統合失調症（セロクエル®）：通常，1回25 mg，1日2〜3回より開始
維持量：1日150〜600 mgを2〜3回に分け経口投与（最大：1日750 mg）
双極性障害におけるうつ症状の改善（ビプレッソ®）：通常，1回50 mgより開始し，2日以上あけ1回150 mgに増量，その後2日以上あけ1回300 mgに増量（いずれも1日1回就寝前に服用，食後2時間以上あける）

多元受容体作用抗精神病薬
アセナピン

劇薬

先発品：シクレスト®
後発品：なし
代謝・排泄：肝臓（UGT1A4，CYP1A2），尿中・糞中排泄
警告：—

剤形　

これだけは覚えておきたい要点

◆ 重度の肝機能障害（Child-Pugh分類C）がある患者に対しては禁忌
◆ 国内で上市された抗精神病薬のなかで唯一の舌下錠
　→咽頭や舌の痺れ，ピリピリ感を感じることがあるが，次第に軽減してくることを指導
◆ マイルドな鎮静（静穏）作用がある
◆ 口腔粘膜から吸収され初回通過効果を受けず，中枢移行し作用するため即効性が期待できる
◆ 初回投与から維持用量である10 mg/日（1回5 mgを1日2回）での治療が可能である
◆ 使用後，10分間の飲食・飲水の制限がある
　→服薬後，すぐの飲食・飲水では吸収率が著しく低下してしまうことを指導
◆ 抗コリン作用が弱いため，口渇や尿閉などの発現リスクが低い
◆ ほかの抗精神病薬に比べて中枢移行性が高いため，高プロラクチン血症の発現リスクが低い
◆ 体重増加や糖尿病，脂質異常症の危険性を増大させることがある
◆ クロルプロマジン換算値：2.5

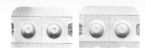

適応　　統合失調症

用法・用量　通常，1回5 mgを1日2回舌下投与から開始
維持量：1回5 mgを1日2回（最大：1回10 mg1日2回まで）

多元受容体作用抗精神病薬

クロザピン

劇薬

先発品：クロザリル®　　後発品：なし
代謝・排泄：肝臓CYP1A2，CYP3A4)，尿中・糞中排泄
警告：治療に精通し副作用の対応が可能なCPMS登録機関で投与する，血糖値上昇のおそれ

剤形

これだけは覚えておきたい要点

◆ 治療抵抗性統合失調症（複数の抗精神病薬において反応性，忍容性が不良）に対して唯一適応がある
◆ 抗幻覚妄想作用と鎮静作用が強い
◆ 自殺率を低下させる
◆ ほかの抗精神病薬に比べて中枢移行性が高いため，高プロラクチン血症の発現リスクが低い
◆ 流涎の発現リスクが高い
◆ 無顆粒球症，心筋炎，耐糖能異常の発現リスクが高い
◆ 重篤な副作用発現時に対応するため，投薬開始から18週間は入院管理下のもと治療
◆ 喫煙により血中濃度の低下が生じるため，喫煙にて吸収率が低下することを指導
◆ 医療機関において血液内科医師による治療がすみやかに実施できる，あるいは連携先医療機関において血液内科医師による治療がすみやかに実施できる医療機関，また事前にクロザリル患者モニタリングサービス（CPMS）に登録された医療機関・保険薬局・医療従事者のみ治療が可能
◆ 全例CPMSへの登録が必要
◆ クロルプロマジン換算値：50

適応	治療抵抗性統合失調症

用法・用量

通常，初日は12.5 mg（25 mgの半分），2日目は1日1回25 mgを経口投与．3日目以降は症状に応じて1日25 mgずつ増量．3週間かけて1日200 mgへ（1日量が50 mgを超えたら2〜3回に分割投与）
維持量：1日200〜400 mgを2〜3回に分け経口投与（最大：1日600 mg）
増量時の注意：1回の増量は4日以上の間隔をあける．また増量幅は1日100 mg以上を超えない

memo

錠剤

OD錠

カプセル

舌下錠

散剤

貼付剤

水剤

注射剤

先発品のみ

GEのみ
後発品のみ

GE有
両方あり

剤形なし

アリピプラゾール

先発品：エビリファイ®
後発品：あり
代謝・排泄：肝臓（CYP3A4，CYP2D6），尿中・糞中排泄
警告：血糖値上昇のおそれ

剤形　

GE有　GE有　　　　GE有　　　　　GE有

これだけは覚えておきたい要点

◆ ほかの抗精神病薬と作用機序が異なるドパミンパーシャルアゴニスト作用をもつ
◆ うつ病・うつ状態，双極性障害における躁症状，小児自閉スペクトラム症（ASD）に伴う易怒性にも適応がある
◆ 高用量では抗精神病作用と抗躁作用，一方で低用量では抗うつ作用を有する
◆ 高プロラクチン血症を改善させる効果がある
◆ 治療初期のアカシジア，不眠による脱落に注意
　→じっとしていられず歩き回りたくなる，姿勢を頻繁に変えたくなるような症状や不眠などが生じた際には，医師または薬剤師へ報告するよう指導
◆ 体重増加や糖尿病，脂質異常症の発現リスクが低い
◆ 内用液においては水道水，硬度の高いミネラルミネラルウォーター，茶葉抽出飲料（紅茶，烏龍茶，日本茶など），味噌汁などと混合すると含量が低下する
◆ 統合失調症，双極I型障害の維持期治療の剤形として持効性注射剤（4週間タイプ）がある
◆ クロルプロマジン換算値：4（内服），100 mg/4週（特効性注射）

適応　錠剤，OD錠（3 mg，6 mg，12 mg），散剤，水剤：統合失調症，双極性障害における躁症状の改善，うつ病・うつ状態（既存治療で十分な効果が認められない場合），小児期の自閉スペクトラム症に伴う易刺激性
OD錠（24 mg）：統合失調症，双極性障害における躁症状の改善
持続性注射剤：統合失調症，双極I型障害における気分エピソードの再発・再燃抑制

用法・用量　統合失調症：1日6～12 mgより開始
維持量：1日6～24 mgを1～2回に分け経口投与（最大：1日30 mg）
双極性障害における躁症状の改善：12～24 mgを1日1回経口投与（開始用量：24 mg，最大：1日30 mg）
うつ病・うつ状態：1日1回3 mg経口投与（増量幅：1日3 mg，最大：1日15 mg）
小児期ASDに伴う易刺激性：1日1回1 mgより開始（増量幅：1日最大3 mg）
維持量：1日1回1～15 mg（最大：1日15 mg）
エビリファイ持続性水懸筋注：通常，1回400 mgを4週に1回臀部筋肉内または三角筋内に投与する．なお，症状，忍容性に応じて1回量300 mgに減量すること

   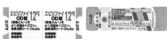

ドパミン受容体部分作動薬
ブレクスピプラゾール

先発品：レキサルティ®
後発品：なし
代謝・排泄：肝臓(CYP3A4, CYP2D6)，尿中・糞中へ排泄
警告：―

剤形

これだけは覚えておきたい要点

◆ アリピプラゾールよりセロトニン作用を強化したドパミンパーシャルアゴニスト作用をもつ
◆ 統合失調症の導入初期4日間は1mg/日，以後漸増し2mg/日（1回2mgを1日1回）
◆ うつ病・うつ状態にも適応があり，通常1mg/日で使用し，忍容性に問題なく十分な効果が認められない場合に限り2mg/日へ増量し使用する
◆ 錐体外路症状の発現リスクは低い
◆ アリピプラゾールよりもアカシジア，不眠は少ない
◆ ブレクスピプラゾールで症状安定後，アリピプラゾール持続性注射剤（LAI）へ移行するケースも多い
◆ わが国では未承認の適応症であるが，アルツハイマー型認知症に伴う行動障害にも使用されることがある
◆ クロルプロマジン換算値：0.5

適応　　統合失調症，うつ病・うつ状態（既存治療で十分な効果が認められない場合）

用法・用量　統合失調症：通常，1日1回1mgより開始．4日以上の間隔をあけて増量し，1日1回2mgを経口投与
うつ病・うつ状態：通常，1日1回1mgを経口投与（忍容性に問題がなく，十分な効果が認められない場合は1日量2mgに増量可能）

その他の抗精神病薬
ゾテピン

劇薬

先発品：ロドピン®
後発品：あり
代謝・排泄：肝臓(CYP3A4)，糞中排泄
警告：―

剤形 GE有   GE有

これだけは覚えておきたい要点

◆ QT延長や心筋梗塞，代償されない心不全の既往歴がある患者への使用は控えた方がよい
◆ 統合失調症において単独で使用することは少ない
◆ 統合失調症の再燃を予防目的で長期使用することがある
◆ 抗うつ作用も期待できる
◆ 腎機能および肝機能障害がある患者へ推奨される開始用量は50mg/日（1回25mgを1日2回），最大用量は150mg/日（1回75mgを1日2回）である
◆ クロルプロマジン換算値：66

適応　　統合失調症

用法・用量　錠剤，散剤：通常，1日75～150mgを分割経口投与（最大：1日450mg）

剤形
錠剤
OD錠
カプセル
舌下錠
散剤
貼付剤
水剤
注射剤
先発品のみ
GEのみ 後発品のみ
GE有 両方あり
剤形なし

その他の抗精神病薬
クロカプラミン

先発品：クロフェクトン®
後発品：なし
代謝・排泄：主に胆汁を介して糞便中排泄
警告：—

剤形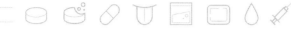

これだけは覚えておきたい要点

◆ 昏睡状態，循環虚脱状態，中枢神経抑制剤の強い影響下（バルビツール酸誘導体・麻酔薬など），アドレナリン投与中，イミノジベンジル系化合物過敏症の患者には禁忌

◆ セロトニン5-HT₂受容体遮断作用が比較的強く，陰性症状に対する賦活効果を目的として開発

◆ 制吐作用を有するため，他の薬剤に基づく中毒，腸閉塞，脳腫瘍などによる嘔吐症状を不顕性化する可能性があり注意

◆ 統合失調症の抑うつ気分，無為，自閉，感情鈍麻などに対して気分高揚，発動性促進的に働き，疎通性の改善，接触性の拡大をもたらすとともに，幻覚や妄想などの異常体験に対しても効果を示す

◆ わが国で開発，海外では発売されていない

適応	統合失調症
用法・用量	通常，1日量30〜150 mgを3回に分けて経口投与

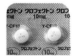

その他の抗精神病薬
モサプラミン

劇薬

先発品：クレミン®
後発品：なし
代謝・排泄：肝代謝，主に胆汁を介して糞便中排泄
警告：—

剤形

これだけは覚えておきたい要点

◆ 昏睡状態，循環虚脱状態，中枢神経抑制剤の強い影響下（バルビツール酸誘導体・麻酔薬など），アドレナリン投与中，パーキンソン病，レビー小体型認知症，イミノジベンジル系化合物過敏症，妊娠中（妊娠している可能性も含む）の患者には禁忌

◆ セロトニン5-HT₂受容体遮断作用が比較的強く，陰性症状に対する賦活効果を目的として開発

◆ 抗精神病薬の抗精神病作用（抗幻覚・妄想作用など）と関連が深いドパミンD₂受容体遮断作用と，抗精神病薬の感情・意欲鈍麻に対する効果と関係するセロトニン5-HT₂受容体遮断作用をあわせもつ

◆ 制吐作用をもち，他の薬剤に基づく中毒，腸閉塞，脳腫瘍などによる嘔吐症状を不顕性化する可能性があるため注意

◆ わが国で開発，海外では発売されていない

適応	統合失調症
用法・用量	通常，1日30〜150 mgを3回に分けて経口投与（年齢・症状により1日300 mgまで増量可能）

その他の抗精神病薬

オキシペルチン

先発品：ホーリット®
後発品：なし
代謝・排泄：該当資料なし
警告：―

剤形　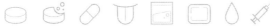

これだけは覚えておきたい要点

◆ 禁忌：なし，併用注意：MAO阻害薬
◆ 脳内で，ノルアドレナリン含量を低下させ，ドパミンに対して受容体の遮断作用ないし枯渇作用をもつ
◆ ノルアドレナリン系のみならず，ドパミン系，セロトニン系など各種神経系に影響を及ぼす．また，シナプス前膜およびシナプス後膜の両方に作用する
◆ 統合失調症患者において，自発性減退，感情鈍麻などの情動表出障害を改善し，疎通性，対人接触，感情表出を高める
◆ 治療の初期に，一過性に興奮，衝動行為，不安，焦燥，多幸などの随伴症状がみられることがあるが，これは症状の悪化ではなく，むしろ情動表出障害の改善への"ゆさぶり"で，本剤の賦活効果の表れと考えられる
◆ 賦活効果のほか，精神運動興奮，衝動性などに対し，鎮静的効果が認められている
◆ 販売中止/経過措置期間中（2025.03.31終了）

適応	統合失調症
用法・用量	通常，初めに1回20mgを1日2〜3回経口投与し，漸次増量して1回40〜80mgを1日2〜3回経口投与する．場合により1回100mgを1日3回経口投与

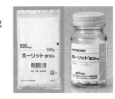

memo

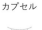 錠剤

 OD錠

 カプセル

 舌下錠

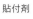 散剤

 貼付剤

 水剤

注射剤

先発品のみ

GEのみ
後発品のみ

GE有
両方あり

剤形なし

抗てんかん薬
カルバマゼピン

先発品：テグレトール®
後発品：あり
代謝・排泄：肝代謝（主にCYP3A4），尿中および糞便中排泄
警告：―

剤形
GE有 　　　　　　　　　　　　　　　　GE有

これだけは覚えておきたい要点

◆ 三環系抗うつ薬過敏症，重篤な血液障害，第Ⅱ度以上の房室ブロック・高度の徐脈，ポルフィリン症の患者には禁忌

◆ TEN，皮膚粘膜眼症候群などの皮膚症状に注意（投与開始から3ヵ月以内はとくに注意）：発熱，眼充血，顔面の腫脹，口唇・口腔粘膜や皮膚のびらん・水疱など異常がみられた場合，医師・薬剤師に連絡するように指導

◆ CYP3A4などの代謝酵素・P糖蛋白を誘導するため，併用禁忌薬に注意

◆ TDM対象薬であり，投与開始から2週間以降および投与量変更時は1週間以降に測定，トラフで採血（治療域：4～12μg/mL，他の抗てんかん薬併用時は4～8μg/mL）

◆ 適応外使用例：抗けいれん薬の神経因性疼痛，各種神経痛（糖尿病性神経障害性疼痛，帯状疱疹後疼痛，坐骨神経痛，肋間神経痛，舌咽神経痛，がん性疼痛など）ほか

| 適応 | 精神運動発作，てんかん性格およびてんかんに伴う精神障害，てんかんの痙攣発作：強直間代発作（全般痙攣発作，大発作），躁病，躁うつ病の躁状態，統合失調症の興奮状態，三叉神経痛 |

用法・用量　精神運動発作，てんかん性格およびてんかんに伴う精神障害，てんかんの痙攣発作・強直間代発作（全般痙攣発作，大発作）：通常，初めに1日量200～400mgを1～2回に分割経口投与し，至適効果が得られる（通常1日600mg）まで徐々に増量．症状により1日1,200mgまで増量できる．小児に対しては，通常1日100～600mgを分割経口投与

躁病，躁うつ病の躁状態，統合失調症の興奮状態：通常，初めに1日量200～400mgを1～2回に分割経口投与し，至適効果が得られる（通常1日600mg）まで徐々に増量．症状により1日1,200mgまでできる

三叉神経痛：通常，初めに1日量200～400mgからはじめ，通常1日600mgまでを分割経口投与（症状により1日800mgまで増量できる）．小児に対しては，年齢，症状に応じて適宜減量する

memo

抗うつ薬

三環系抗うつ薬
アモキサピン

劇薬

先発品：アモキサン®
後発品：なし
代謝・排泄：主に肝代謝，主に尿中排泄
警告：―

剤形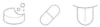

これだけは覚えておきたい要点

- ◆ 禁忌：閉塞隅角緑内障，三環系抗うつ薬過敏症，心筋梗塞回復初期，MAO阻害薬投与中・投与中止後2週間以内
- ◆ 不安，焦燥，興奮，敵意，攻撃性などの症状が現れた患者で，自殺念慮，自殺企図，他害行為が報告されているため，興奮，攻撃性などがみられた場合には医師に連絡するように指導
- ◆ 自殺傾向が認められている患者には，1回分の処方日数を最小限にとどめる
- ◆ 自己判断で服用中断・減量しないよう指導（急激な減量・中止により，振戦，焦燥感，不安などの離脱症状が現れることがあるため，徐々に減量）
- ◆ 適応外使用例：逆行性射精症など
- ◆ 2023年2月より，自主回収および出荷停止

適応	うつ病・うつ状態
用法・用量	（他の抗うつ薬などへ切り替える）

三環系抗うつ薬
アミトリプチリン

先発品：トリプタノール®，アミトリプチリン　　後発品：あり
代謝・排泄：肝代謝（主にCYP2D6/CYP3A4，CYP2C19，CYP1A2），尿中排泄
警告：―

剤形 GE有

これだけは覚えておきたい要点

- ◆ 禁忌：閉塞隅角緑内障，三環系抗うつ薬過敏症，心筋梗塞回復初期，前立腺疾患などによる尿閉，MAO阻害薬投与中・投与中止後2週間以内
- ◆ 不安，焦燥，興奮，敵意，攻撃性などの症状が現れた患者で，自殺念慮，自殺企図，他害行為が報告されているため，興奮，攻撃性などがみられた場合には医師に連絡するように指導
- ◆ 自殺傾向が認められている患者には，1回分の処方日数を最小限にとどめる
- ◆ 自己判断で服用中断・減量しないよう指導（急激な減量・中止により，振戦，焦燥感，不安などの離脱症状が現れることがあるため，徐々に減量）
- ◆ 末梢性神経障害性疼痛患者には漫然と投与しない
- ◆ 不安・焦燥症状にも使用される
- ◆ 鎮静作用が強い
- ◆ 適応外使用例：片頭痛，緊張型頭痛，慢性疼痛，線維筋痛症など

適応	精神科領域におけるうつ病・うつ状態，夜尿症，末梢性神経障害性疼痛
用法・用量	うつ病・うつ状態：通常，成人1日30〜75mgを初期用量とし，1日150mgまで漸増し，分割経口投与（まれに300mgまで増量することもある） 夜尿症：1日10〜30mgを就寝前に経口投与 末梢性神経障害性疼痛：通常，1日10mgを初期用量とし，年齢・症状により適宜増減するが，1日150mgを超えないこと

右側アイコン一覧：錠剤／OD錠／カプセル／舌下錠／散剤／貼付剤／水剤／注射剤／先発品のみ／GEのみ　後発品のみ／GE有　両方あり／剤形なし

三環系抗うつ薬
ドスレピン

先発品：プロチアデン®
後発品：なし
代謝・排泄：肝代謝（主にCYP2D6），尿中・糞便中排泄
警告：—

剤形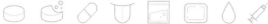

これだけは覚えておきたい要点

◆ 禁忌：閉塞隅角緑内障，三環系抗うつ薬過敏症，心筋梗塞回復初期，前立腺疾患などによる尿閉，MAO阻害薬投与中・投与中止後2週間以内

◆ 24歳以下に抗うつ薬を投与すると，自殺念慮・自殺企図のリスクが増加しうるため慎重に適応を考慮

◆ 不安，焦燥，興奮，敵意，攻撃性などの症状が現れた患者で，自殺念慮，自殺企図，他害行為が報告されているため，興奮，攻撃性などがみられた場合には医師に連絡するように指導

◆ 自殺傾向が認められている患者には，1回分の処方日数を最小限にとどめる

◆ 自己判断で服用中断・減量しないよう指導（急激な減量・中止により，振戦，焦燥感，不安などの離脱症状が現れることがあるため，徐々に減量）

適応 うつ病・うつ状態

用法・用量 通常，1日75～150mgを2～3回分割経口投与

三環系抗うつ薬
ノルトリプチリン 劇薬

先発品：ノリトレン®
後発品：なし
代謝・排泄：主に肝代謝（CYP2D6，CYP2C19），主に尿中排泄
警告：—

剤形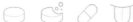

これだけは覚えておきたい要点

◆ 禁忌：閉塞隅角緑内障，三環系抗うつ薬過敏症，心筋梗塞回復初期，前立腺疾患などによる尿閉，MAO阻害薬投与中・投与中止後2週間以内

◆ 不安，焦燥，興奮，敵意，攻撃性などの症状が現れた患者で，自殺念慮，自殺企図，他害行為が報告されているため，興奮，攻撃性などがみられた場合には医師に連絡するように指導

◆ 自己判断で服用中断・減量しないよう指導（急激な減量・中止により，振戦，焦燥感，不安などの離脱症状が現れることがあるため，徐々に減量）

◆ とくにノルアドレナリントランスポーターに対して高い親和性を示す

◆ 意欲向上に効果を示す

◆ 三環系のなかでは起立性低血圧や心伝導障害の副作用が少ない

◆ 適応外使用例：がん性疼痛，神経因性疼痛など

適応 精神科領域におけるうつ病・うつ状態（内因性うつ病，反応性うつ病，退行期うつ病，神経症性うつ状態，脳器質性精神障害のうつ状態）

用法・用量 初めに1回量10～25mg相当量を1日3回経口投与，またはその1日量を2回に分けて経口投与．その後，必要あれば漸次増量．通常最大量は1日量150mg相当量以内であり，これを2～3回に分けて経口投与

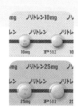

三環系抗うつ薬
イミプラミン

先発品：トフラニール®，イミドール®　　**後発品**：なし
代謝・排泄：主に肝代謝（CYP2D6，CYP1A2，CYP3A4，CYP2C19），尿中・糞便中排泄
警告：—

剤形 ○ ╱

右側アイコン：錠剤／OD錠／カプセル／舌下錠／散剤／貼付剤／水剤／注射剤／先発品のみ／後発品のみ（GEのみ）／両方あり（GE有）／剤形なし

これだけは覚えておきたい要点

◆ 禁忌：閉塞隅角緑内障，三環系抗うつ薬過敏症，心筋梗塞回復初期，前立腺疾患などによる尿閉，MAO阻害薬投与中・投与中止後2週間以内，QT延長症候群
◆ 24歳以下に抗うつ薬を投与すると，自殺念慮・自殺企図のリスクが増加しうるため慎重に適応を考慮
◆ 不安，焦燥，興奮，敵意，攻撃性などの症状が現れた患者で，自殺念慮，自殺企図，他害行為が報告されているため，興奮，攻撃性などがみられた場合には医師に連絡するように指導
◆ 自殺傾向が認められている患者には，1回分の処方日数を最小限にとどめる
◆ 自己判断で服用中断・減量しないよう指導（急激な減量・中止により，振戦，焦燥感，不安などの離脱症状が現れることがあるため，徐々に減量）
◆ 気分を高揚させる効果をもつ
◆ 精神賦活作用があり，不眠になることがある
◆ 適応外使用例：末梢性神経障害性疼痛など

適応　精神科領域におけるうつ病・うつ状態，遺尿症（昼，夜）

用法・用量　精神科領域における
うつ病・うつ状態：[トフラニール錠10mg] 通常，1日30〜70mgを初期用量とし，1日200mgまで漸増し，分割経口投与（まれに300mgまで増量することもある）/[トフラニール錠25mg・イミドール糖衣錠] 通常，1日25〜75mgを初期用量とし，1日200mgまで漸増し，分割経口投与（まれに300mgまで増量することもある）
遺尿症（昼・夜）：[トフラニール錠10mg] 通常，学童は1日量30〜50mgを1〜2回経口投与/[トフラニール錠25mg] 通常，幼児は1日量25mgを1回，学童は1日量25〜50mgを1〜2回経口投与/[イミドール糖衣錠(10)] 通常，幼児は1日量30mg（3錠）を1回，学童は1日量30〜50mg（3〜5錠）を1〜2回経口投与/[イミドール糖衣錠(25)] 通常，幼児は1日量25mg（1錠）を1回，学童は1日量25〜50mg（1〜2錠）を1〜2回経口投与

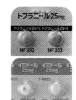

memo

三環系抗うつ薬
クロミプラミン

先発品：アナフラニール®　　後発品：なし
代謝・排泄：肝代謝(CYP2D6/CYP1A2, CYP3A4, CYP2C19)，尿中・糞便中排泄
警告：—

剤形　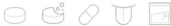

これだけは覚えておきたい要点

- ◆ 禁忌：閉塞隅角緑内障，三環系抗うつ薬過敏症，心筋梗塞回復初期，前立腺疾患などによる尿閉，MAO阻害薬投与中・投与中止後2週間以内，QT延長症候群
- ◆ 不安，焦燥，興奮，敵意，攻撃性などの症状が現れた患者で，自殺念慮，自殺企図，他害行為が報告されているため，興奮，攻撃性などがみられた場合には医師に連絡するように指導
- ◆ 自己判断で服用中断・減量しないよう指導（急激な減量・中止により，振戦，焦燥感，不安などの離脱症状が現れることがあるため，徐々に減量）
- ◆ 4歳以上に投与することが望ましい
- ◆ ノルアドレナリン取り込み阻害に比して，セロトニン取り込み阻害が強い
- ◆ 強迫症状，不安・焦燥症状にも効果がある
- ◆ 効果早期発現のために点滴静注の選択ができる
- ◆ 適応外使用例：パニック症や強迫症など

適応　精神科領域におけるうつ病・うつ状態，遺尿症，ナルコレプシーに伴う情動脱力発作

用法・用量　精神科領域におけるうつ病・うつ状態：[錠10mg/25mg]通常，1日50〜100mgを1〜3回に分割経口投与（1日最高投与量は225mgまで）/[点滴静注液25mg]通常，日局生理食塩液または日局5w/v%ブドウ糖注射液250〜500mLに1アンプルを加え，2〜3時間にわたって1日1回点滴静注する（1回3アンプルまで投与できる）．症状の改善がみられた後は徐々に経口投与に切りかえる
遺尿症：通常，6歳未満の幼児には1日10〜25mgを，6歳以上の小児には1日20〜50mgを1〜2回に分割経口投与
ナルコレプシーに伴う情動脱力発作：通常，1日10〜75mgを1〜3回分割経口投与

三環系抗うつ薬
ロフェプラミン

先発品：アンプリット®　　後発品：なし
代謝・排泄：代謝酵素：該当資料なし，動物データでは尿中・糞便中排泄
警告：—

剤形　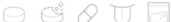

これだけは覚えておきたい要点

- ◆ 禁忌：閉塞隅角緑内障，三環系抗うつ薬過敏症，心筋梗塞回復初期，MAO阻害薬投与中
- ◆ 不安，焦燥，興奮，敵意，攻撃性などの症状が現れた患者で，自殺念慮，自殺企図，他害行為が報告されているため，興奮，攻撃性などがみられた場合には医師に連絡するように指導
- ◆ 自殺傾向が認められている患者には，1回分の処方日数を最小限にとどめる
- ◆ 自己判断で服用中断・減量しないよう指導（急激な減量・中止により，振戦，焦燥感，不安などの離脱症状が現れることがあるため，徐々に減量）
- ◆ イミプラミン，アミトリプチリンと異なり中枢性抗コリン作用を欠き，鎮静作用，睡眠増強作用，筋弛緩作用，運動失調作用はきわめて弱く，けいれん増強作用は認められていない

適応　うつ病・うつ状態

用法・用量　通常，初期用量1回10〜25mgを1日2〜3回経口投与し，1日150mgまで漸増

三環系抗うつ薬
トリミプラミン

劇薬*

先発品：スルモンチール®　　後発品：なし
代謝・排泄：肝代謝（胆汁中へ移行後，腸肝循環で再び代謝を受ける），尿中排泄
警告：—

剤形　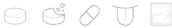

錠剤
OD錠
カプセル
舌下錠
散剤
貼付剤
水剤
注射剤

これだけは覚えておきたい要点

◆ 禁忌：閉塞隅角緑内障，三環系抗うつ薬過敏症，心筋梗塞回復初期，MAO阻害薬投与中・投与中止後2週間以内
◆ 不安，焦燥，興奮，敵意，攻撃性などの症状が現れた患者で，自殺念慮，自殺企図，他害行為が報告されているため，興奮，攻撃性などがみられた場合には医師に連絡するように指導
◆ 自殺傾向が認められている患者には，1回分の処方日数を最小限にとどめる
◆ 自己判断で服用中断・減量しないよう指導（急激な減量・中止により，振戦，焦燥感，不安などの離脱症状が現れることがあるため，徐々に減量）
◆ 不安軽減作用，鎮静作用がある
◆ 多くの三環系ではうつ病患者の睡眠脳波に対してレム睡眠を抑制するのに対して，レム睡眠を抑制せず，減少した徐波睡眠（StageⅢ＋Ⅳ）を回復させ，うつ病の睡眠パターンを改善する

適応　　精神科領域におけるうつ病・うつ状態

用法・用量　通常，1日50～100mgを初期用量とし，1日200mgまで漸増し，分割経口投与（まれに300mgまで増量することもある）

四環系抗うつ薬
ミアンセリン

先発品：テトラミド®　　後発品：なし
代謝・排泄：主にCYP1A2，CYP2D6，CYP3A4により代謝，排泄部位：該当資料なし（ラットでは糞便中）
警告：—

剤形　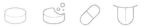

先発品のみ
GEのみ
後発品のみ
GE有
両方あり
剤形なし

これだけは覚えておきたい要点

◆ 禁忌：MAO阻害薬投与中・投与中止後2週間以内
◆ 不安，焦燥，興奮，敵意，攻撃性などの症状が現れた患者で，自殺念慮，自殺企図，他害行為が報告されているため，興奮，攻撃性などがみられた場合には医師に連絡するように指導
◆ 自己判断で服用中断・減量しないよう指導（急激な減量・中止により，振戦，焦燥感，不安などの離脱症状が現れることがあるため，徐々に減量）
◆ 鎮静作用が強い
◆ 起立性低血圧や心伝導障害の副作用が少ない
◆ けいれん閾値を下げない
◆ 適応外使用例：不眠症，せん妄など

適応　　うつ病・うつ状態

用法・用量　通常，1日30mgを初期用量とし，1日60mgまで増量し，分割経口投与（1日1回夕食後あるいは就寝前）

四環系抗うつ薬
マプロチリン

先発品：ルジオミール®　　　後発品：あり
代謝・排泄：主に肝薬物代謝酵素 CYP2D6 により代謝，
　　　　　　尿中・糞便中排泄
警告：―

剤形
GE有

これだけは覚えておきたい要点

◆ 禁忌：閉塞隅角緑内障，心筋梗塞の回復初期，てんかんなどのけいれん性疾患，尿閉，MAO阻害薬投与中・投与中止後2週間以内
◆ 不安，焦燥，興奮，敵意，攻撃性などの症状が現れた患者で，自殺念慮，自殺企図，他害行為が報告されているため，興奮，攻撃性などがみられた場合には医師に連絡するように指導
◆ 自殺傾向が認められている患者には，1回分の処方日数を最小限にとどめる
◆ 自己判断で服用中断・減量しないよう指導（急激な減量・中止により，嘔気，頭痛，倦怠感，易刺激性，情動不安，睡眠障害などの離脱症状が現れることがあるため，徐々に減量）
◆ けいれんの副作用に注意

適応　　うつ病・うつ状態
用法・用量　通常，1日30〜75mgを2〜3回に分割経口投与（1日1回夕食後あるいは就寝前）

四環系抗うつ薬
セチプチリン
（劇薬）

先発品：テシプール
後発品：あり
代謝・排泄：代謝部位：該当資料なし，尿中・糞便中排泄
警告：―

剤形
GE有

これだけは覚えておきたい要点

◆ 禁忌：MAO阻害薬投与中・投与中止後14日間以内
◆ 不安，焦燥，興奮，敵意，攻撃性などの症状が現れた患者で，自殺念慮，自殺企図，他害行為が報告されているため，興奮，攻撃性などがみられた場合には医師に連絡するように指導
◆ 自己判断で服用中断・減量しないよう指導（急激な減量・中止により，嘔気，頭痛，倦怠感，易刺激性，情動不安，睡眠障害などの離脱症状が現れることがあるため，徐々に減量）
◆ 四環系は三環系抗うつ薬の副作用軽減のために開発されたが，効果も減弱した
◆ 不安軽減作用，鎮静作用がある
◆ 高齢者にも使用しやすい

適応　　うつ病・うつ状態
用法・用量　通常，1日3mgを初期用量とし，1日6mgまで漸増し，分割経口投与

SSRI
フルボキサミン

先発品：デプロメール®，ルボックス®
後発品：あり
代謝・排泄：肝代謝（CYP2D6），尿中排泄
警告：—

剤形
GE有

これだけは覚えておきたい要点

◆ 禁忌：MAO阻害薬投与中・投与中止後2週間以内，ピモジド，チザニジン，ラメルテオン，メラトニン投与中
◆ 24歳以下に抗うつ薬を投与すると，自殺念慮・自殺企図のリスクが増加しうるため慎重に適応を考慮
◆ 自己判断で服用中断・減量しないよう指導（急激な減量・中止により，頭痛，嘔気，めまい，不安感，不眠，集中力低下などが現れることがあるため，徐々に減量）
◆ CYP1A2，CYP2C19を強く阻害，CYP2C9，CYP2D6，CYP3A4，およびP糖蛋白を阻害するため，併用薬に注意
◆ 抗強迫性作用・抗不安作用がある
◆ 中断症候群に注意する
◆ かみ砕かないように指導（砕くと苦味，舌のしびれ感あり）
◆ 海外では，月経前不快気分障害，神経性大食症の適応を有する国もある

適応　うつ病・うつ状態，強迫性障害，社会不安障害

用法・用量　うつ病・うつ状態，強迫性障害，社会不安障害（成人）：通常，1日50mgを初期用量とし，1日150mgまで増量し，1日2回に分割して経口投与
強迫性障害（8歳以上の小児）：通常，1日1回25mgの就寝前経口投与から開始，その後1週間以上の間隔をあけて1日50mgを1日2回朝および就寝前に経口投与，年齢・症状に応じて1日150mgを超えない範囲で適宜増減するが，増量は1週間以上の間隔をあけて1日用量として25mgずつ行う

memo

サイドバー：錠剤／OD錠／カプセル／舌下錠／散剤／貼付剤／水剤／注射剤／先発品のみ／GEのみ　後発品のみ／GE有　両方あり／剤形なし

SSRI
パロキセチン

（劇薬）

先発品：パキシル，パキシルCR　　後発品：あり
代謝・排泄：肝代謝（主にCYP2D6），尿中・糞便中排泄
警告：18歳未満の大うつ病性障害患者に投与する際には適応を慎重に検討

剤形　　　　　
GE有　GEのみ

これだけは覚えておきたい要点

◆ 禁忌：MAO阻害薬投与中・投与中止後2週間以内，ピモジド投与中
◆ 自己判断で服用中断・減量しないよう指導（投与中止・急激な減量により，中断症候群がみられることがあるため，特にゆっくり減量する）
◆ 先天異常，とくに心血管系異常のリスク増加の海外報告があるため妊婦には控えたい
◆ 抗精神病薬・抗うつ薬との併用に注意する
◆ 抗不安作用がある
◆ セロトニン5-HT$_{2A}$受容体刺激作用が強いため，性機能障害（射精障害，勃起不全など）の副作用を発現しうる
◆ セロトニントランスポーター阻害作用を介し血小板を不活化するため，出血（消化管出血など）に注意
◆ CYP2D6の阻害作用がある
◆ CR錠：うつ病・うつ状態のみに適応
◆ CR錠：腸溶性徐放錠であるため噛まずに服用するように指導
◆ 適応外使用例：月経前不快気分障害，全般不安症など
◆ 海外では心的外傷後ストレス障害の適応を有する国もある

適応　うつ病・うつ状態，パニック障害，強迫性障害，社会不安障害，外傷後ストレス障害

用法・用量　うつ病・うつ状態：通常，1日1回夕食後20～40mgを経口投与．投与は1回10～20mgより開始し，原則として1週ごとに10mg/日ずつ増量（1日40mgを超えない範囲で適宜増減）
パニック障害：通常，1日1回夕食後30mgを経口投与．投与は1回10mgより開始し，原則として1週ごとに10mg/日ずつ増量（症状により1日30mgを超えない範囲で適宜増減）
強迫性障害：通常，1日1回夕食後40mgを経口投与．投与は1回20mgより開始し，原則として1週ごとに10mg/日ずつ増量（症状により1日50mgを超えない範囲で適宜増減）
社会不安障害：通常，1日1回夕食後20mgを経口投与．投与は1回10mgより開始し，原則として1週ごとに10mg/日ずつ増量（症状により1日40mgを超えない範囲で適宜増減）
外傷後ストレス障害：通常，1日1回夕食後20mgを経口投与．投与は1回10～20mgより開始し，原則として1週ごとに10mg/日ずつ増量（症状により1日40mgを超えない範囲で適宜増減）

（画像提供：GSK）

SSRI

エスシタロプラム

劇薬

先発品：レクサプロ®　　**後発品**：あり
代謝・排泄：肝代謝（主にCYP2C19，CYP2D6，CYP3A4），尿中排泄
警告：—

剤形：錠剤（GE有），OD錠（GEのみ）

これだけは覚えておきたい要点

- 禁忌：MAO阻害薬投与中・投与中止後14日間以内，ピモジド投与中，先天性QT延長症候群などQT延長
- 心電図上のQT延長がみられるため，心疾患患者への投与は控える
- 24歳以下に抗うつ薬を投与すると，自殺念慮・自殺企図のリスクが増加しうるため慎重に適応を考慮
- 12歳未満の大うつ病性障害患者には適応を慎重に検討する
- 不安，焦燥，興奮，敵意，攻撃性などの症状が現れた患者で，自殺念慮，自殺企図，他害行為が報告されているため，興奮，攻撃性などがみられた場合には医師に連絡するように指導
- 適応外使用例：全般不安症，パニック症，強迫症，外傷後ストレス障害など
- 海外では，月経前不快気分障害の適応を有する国もある

適応	うつ病・うつ状態，社会不安障害
用法・用量	通常，10 mgを1日1回夕食後に経口投与．増量は1週間以上の間隔をあけて行い，1日最高用量は20 mgを超えないこと

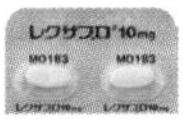

SSRI

セルトラリン

劇薬

先発品：ジェイゾロフト®　　**後発品**：あり
代謝・排泄：肝代謝（主にCYP2C19，CYP2C9，CYP2B6，CYP3A），尿中・糞便中排泄
警告：—

剤形：錠剤（GE有），OD錠（GE有）

これだけは覚えておきたい要点

- 禁忌：MAO阻害薬投与中・投与中止後14日間以内，ピモジド投与中
- 不安，焦燥，興奮，敵意，攻撃性などの症状が現れた患者で，自殺念慮，自殺企図，他害行為が報告されているため，興奮，攻撃性などがみられた場合には医師に連絡するように指導
- 18歳未満の大うつ病性障害・外傷後ストレス障害患者には適応を慎重に検討する
- 下痢の副作用を起こすことがある
- セロトニン5-HT_{2A}受容体刺激作用が強く，性機能障害（射精障害，勃起不全など）の副作用を発現しうるため，定期的に患者に確認し，発現時には医師に報告して薬剤の変更などを考慮してもらう
- セロトニントランスポーター阻害作用を介し血小板を不活化するため，出血（消化管出血など）に注意

適応	うつ病・うつ状態，パニック障害，外傷後ストレス障害
用法・用量	通常，1日25 mgを初期用量とし，1日100 mgまで漸増し，1日1回経口投与（年齢・症状により1日100 mgを超えない範囲で適宜増減）

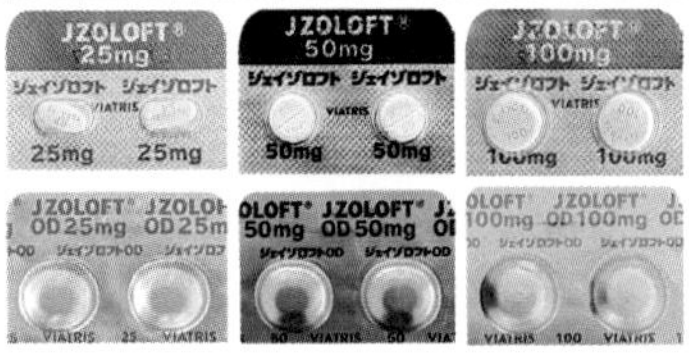

錠剤　OD錠　カプセル　舌下錠　散剤　貼付剤　水剤　注射剤

先発品のみ　GEのみ 後発品のみ　GE有 両方あり　剤形なし

SNRI
ミルナシプラン

先発品：トレドミン®
後発品：あり
代謝・排泄：肝臓（主にCYP3A4），尿中排泄
警告：―

剤形							

GE有

これだけは覚えておきたい要点

◆ 禁忌：MAO阻害薬投与中・中止後2週間以内，前立腺疾患などによる尿閉時
◆ 自殺傾向が認められている患者には，1回分の処方日数を最小限にとどめる
◆ 心拍数増加，血圧上昇，高血圧クリーゼが現れることがあるため，血圧，脈拍数などを測定
◆ CYP阻害作用がなくグルクロン酸抱合されるため，他剤との相互作用を起こしにくい
◆ 尿中には，未変化体と代謝物を合わせて投与量の約85%が排泄（48時間後まで）
◆ 空腹時の服用を避けるよう指導（空腹時に服用すると嘔気，嘔吐が強く出現するおそれがある）
◆ 頭痛，尿閉，頻脈，血圧上昇などの副作用が生じうる

適応	うつ病・うつ状態
用法・用量	成人の場合，通常，1日25mgを初期用量とし，1日100mgまで漸増し，1日2〜3回に分けて食後に経口投与/高齢者の場合，1日25mgを初期用量とし，1日60mgまで漸増し，1日2〜3回に分けて食後に経口投与

SNRI
ベンラファキシン

先発品：イフェクサー®SR　　**後発品**：なし
代謝・排泄：肝臓（主にCYP2D6および一部CYP3A4），
　　　　　　　大部分が尿中排泄
警告：―

剤形							

これだけは覚えておきたい要点

◆ 禁忌：MAO阻害薬投与中・中止後2週間以内，重度肝機能・腎機能障害，透析中
◆ 24歳以下に抗うつ薬を投与すると，自殺念慮・自殺企図のリスクが増加するとの報告がある．また，18歳未満には適応を慎重に検討
◆ 増量により，不眠症状，血圧上昇などのノルアドレナリン作用が現れるおそれがある
◆ 心拍数増加，血圧上昇，高血圧クリーゼに注意し，血圧，脈拍数などを測定
◆ 自己判断で服用中断・減量しないよう指導（中止により，攻撃性，軽躁，不安，激越などが現れることがあるため，徐々に減量）
◆ 血清コレステロール値の上昇が報告されているため，長期投与時には測定を考慮
◆ 低用量では主にセロトニン再取込阻害作用，高用量では加えてノルアドレナリン再取込阻害作用が働く
◆ かみ砕かないよう指導（徐放性製剤）

適応	うつ病・うつ状態
用法・用量	通常，1日37.5mgを初期用量とし，1週後より1日75mgを1日1回食後に経口投与（年齢・症状に応じ1日225mgを超えない範囲で適宜増減するが，増量は1週間以上の間隔をあけて1日用量として75mgずつ行う）

SNRI
デュロキセチン

 劇薬

先発品：サインバルタ®
後発品：あり
代謝・排泄：主に肝臓（CYP1A2，CYP2D6），尿中排泄
警告：—

剤形　 GEのみ　GEのみ　GE有

これだけは覚えておきたい要点

◆ 禁忌：MAO阻害薬投与中・中止後2週間以内，高度肝機能障害・腎機能障害，コントロール不良の閉塞隅角緑内障
◆ 24歳以下に抗うつ薬を投与すると，自殺念慮・自殺企図のリスクが増加するとの報告がある．また，18歳未満には適応を慎重に検討
◆ 自己判断で服用中断・減量しないよう指導（中止により，不安，焦燥，興奮，浮動性めまいなどが現れることがあるため，徐々に減量）
◆ 肝障害が現れることがあるため，肝機能検査を行う（肝障害患者には，使用を控えたい）
◆ 心拍数増加，血圧上昇，高血圧クリーゼが現れることがあるため，血圧，脈拍数などを測定
◆ かみ砕かないよう指導（腸溶性製剤）
◆ 適応外使用例：神経障害性疼痛，神経因性疼痛など

適応　うつ病・うつ状態，糖尿病性神経障害に伴う疼痛，線維筋痛症などに伴う疼痛

用法・用量　うつ病・うつ状態，糖尿病性神経障害に伴う疼痛：通常，40mgを1日1回朝食後に経口投与．投与は1日20mgより開始し，1週間以上の間隔をあけて1日用量として20mgずつ増量（1日60mgまで増量可能）
線維筋痛症に伴う疼痛，慢性腰痛症に伴う疼痛，変形性関節症に伴う疼痛：通常，60mgを1日1回朝食後に経口投与．投与は1日20mgより開始し，1週間以上の間隔をあけて1日用量として20mgずつ増量

NaSSA
ミルタザピン

 劇薬

先発品：リフレックス®，レメロン®　　後発品：あり
代謝・排泄：主にCYP1A2，CYP2D6，CYP3A4により代謝され，尿中・糞便中に排泄
警告：—

剤形　 GE有　GEのみ

これだけは覚えておきたい要点

◆ 禁忌：MAO阻害薬投与中・投与中止後2週間以内
◆ 24歳以下に抗うつ薬を投与すると，自殺念慮・自殺企図のリスクが増加しうるためリスクとベネフィットを考慮
◆ 自己判断で服用中断・減量しないよう指導（中止により，不安，焦燥，興奮などが現れることがあるため，徐々に減量）
◆ SSRIやSNRIでみられる副作用（とくに性機能障害，胃腸障害）が少ない
◆ セロトニン5-HT$_2$受容体阻害作用やヒスタミンH$_1$受容体阻害作用があるため，体重増加や眠気の副作用に注意（そのため，適応外使用として，食欲不振や不眠症などに使用されることがある）

適応　うつ病・うつ状態

用法・用量　通常，1日15mgを初期用量とし，15～30mgを1日1回就寝前に経口投与（年齢・症状に応じ1日45mgを超えない範囲で適宜増減するが，増量は1週間以上の間隔をあけて1日用量として15mgずつ行う）

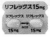

剤形　錠剤　OD錠　カプセル　舌下錠　散剤　貼付剤　水剤　注射剤

先発品のみ
GEのみ
後発品のみ
GE有
両方あり
剤形なし

S-RIM
ボルチオキセチン 劇薬

先発品：トリンテリックス® 　　後発品：なし
代謝・排泄：主に肝代謝（複数のCYPが関与），代謝物は尿中・糞便中に排泄
警告：―

剤形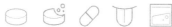

これだけは覚えておきたい要点

◆ 禁忌：MAO阻害薬投与中・投与中止後14日間以内
◆ 24歳以下に抗うつ薬を投与すると，自殺念慮・自殺企図のリスクが増加するとの報告がある．また，18歳未満のうつ病患者には，適応を慎重に検討
◆ 自殺傾向が認められている患者には，1回分の処方日数を最小限にとどめる
◆ CYP2D6阻害作用をもつ薬剤の投与患者や，CYP2D6の活性が欠損している患者は10 mgを上限とすることが望ましい
◆ CYP2D6，CYP3A4/5，CYP2C19，CYP2C9，CYP2A6，CYP2C8，CYP2B6により代謝される
◆ 自己判断で服用中断・減量しないよう指導（中止により，不安，焦燥，興奮，浮動性めまいなどが現れることがあるため，徐々に減量）
◆ 嘔気など胃腸症状の副作用は認められるが，セロトニン受容体刺激に伴う不眠，性機能障害などが少ない

適応　うつ病・うつ状態

用法・用量　10 mgを1日1回経口投与（患者の状態により1日20 mgを超えない範囲で適宜増減するが，増量には1週間以上の間隔をあける）

その他の抗うつ薬
トラゾドン 劇薬

先発品：デジレル®，レスリン®
後発品：あり
代謝・排泄：肝代謝（CYP3A4，CYP2D6），主に尿中排泄
警告：―

剤形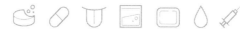
GE有

これだけは覚えておきたい要点

◆ 24歳以下に抗うつ薬を投与すると，自殺念慮・自殺企図のリスクが増加するとの報告がある
◆ 自殺傾向が認められている患者には，1回分の処方日数を最小限にとどめる
◆ 自己判断で服用中断・減量しないよう指導（中止により，不安，焦燥，興奮，浮動性めまいなどが現れることがあるため，徐々に減量）
◆ 鎮静作用が強い
◆ 過量投与により，眠気と嘔吐が最も頻繁にみられ，torsade de pointes，QT延長，心電図変化，持続性勃起，呼吸停止，けいれん発作，立ちくらみ，ふらつきが報告されている
◆ 適応外使用例：せん妄，不眠症など
◆ デジレル®は2024年10月に販売中止の予定

適応　うつ病・うつ状態

用法・用量　通常，1日75～100 mgを初期用量とし，1日200 mgまで増量し，1～数回に分割して経口投与

気分安定薬

気分安定薬
炭酸リチウム

劇薬

先発品：リーマス®
後発品：あり
代謝・排泄：代謝を受けない，大部分は尿中排泄
警告：—

剤形
GE有

これだけは覚えておきたい要点

◆ 禁忌：てんかんなどの脳波異常，重篤な心疾患，リチウムの体内貯留を起こしやすい状態（腎障害，衰弱・脱水状態，発熱・発汗または下痢を伴う疾患，食塩制限患者），妊婦
◆ TDM対象薬であり，投与初期・用量を増量した際や，維持量が決まるまでは1回/週，維持量投与中は1回/2～3ヵ月，トラフで採血（躁病治療域：0.3～1.2 mEq/L；1.5 mEq/Lを超えたとき必要に応じて，2.0 mEq/Lを超えたときは減量または休薬）
◆ 中毒初期症状：消化器症状，中枢神経症状，運動機能症状（全身症状出現時，減量または中止）
◆ 授乳を避けさせる
◆ 甲状腺機能低下症，甲状腺炎に注意し，TSH，T_3，T_4などの測定を行う．副甲状腺機能亢進症に注意し，血清カルシウムの測定を行う．急性腎障害などに注意し，腎機能検査を行う
◆ 適応外使用例：双極性障害のうつ症状，抗うつ薬増強作用など

適応	躁病，躁うつ病の躁状態
用法・用量	通常，1日400～600 mgより開始し，1日2～3回に分割経口投与．以後3日ないし1週間ごとに，1日通常1,200 mgまで漸増する．改善がみられたならば，維持量1日通常200～800 mgの1～3回分割経口投与に漸減

精神刺激薬

精神刺激薬
モダフィニル

劇薬

先発品：モディオダール®
後発品：なし
代謝・排泄：肝代謝（一部CYP3A4）・尿中排泄
警告：登録医療機関・薬局のもとでのみ投与可能

剤形

これだけは覚えておきたい要点

◆ 禁忌：重篤な不整脈
◆ 睡眠障害に関する十分な知識と治療経験をもち，本剤の安全性・有効性を十分理解し，治療方法に精通した医師が投与する
◆ 覚醒効果があるので，不眠に注意し，夕刻以後の服用は原則として避けさせる
◆ 精神系疾患またはその既往のない患者においても，幻覚，妄想，自殺念慮などの精神症状が報告されているため，幻覚，妄想，自殺念慮などの精神症状発現時に医師・薬剤師に伝えるよう指導（投与中止を考慮）
◆ 閉塞性睡眠時無呼吸症候群では，投与継続の要否について定期的に検討し，漫然と投与しない
◆ CYP2C9，CYP2C19を阻害，CYP1A2，CYP2B6，CYP3A4を誘導するため薬物相互作用に注意

適応	ナルコレプシー，特発性過眠症，閉塞性睡眠時無呼吸症候群（CPAP治療中）に伴う日中の過度の眠気
用法・用量	通常，1日1回200 mgを朝に経口投与．1日最大投与量は300 mgまで

右側余白：
 錠剤
OD錠
カプセル
 舌下錠
 散剤
貼付剤
水剤
注射剤
先発品のみ
GEのみ
後発品のみ
 GE有 両方あり
剤形なし

精神刺激薬

ペモリン

先発品：—
後発品：あり
代謝・排泄：尿中（92.6％）および糞中（1％以下）排泄
警告：投与中の定期的な血液検査の実施

剤形　
GEのみ

これだけは覚えておきたい要点

◆ 低用量でうつ病に適応
◆ 服用中は定期的な肝機能検査が必要（海外の市販後調査で重度肝障害の報告あり）
◆ 服用から15〜30分以内に一過性に眠気が増強する，逆説的傾眠がみられることがある
◆ 不眠の副作用がみられやすいため，朝に服用し，夕方以降の服用は避けるよう指導する

適応　10mg：軽症うつ病，抑うつ神経症
ナルコレプシー，ナルコレプシーの近縁傾眠疾患に伴う睡眠発作，傾眠傾向，精神的弛緩の改善

用法・用量　軽症うつ病，抑うつ神経症：通常，1日10〜30mgを朝食後に経口投与
ナルコレプシー，
ナルコレプシーの近縁傾眠疾患：通常，1日20〜200mgを朝食後，昼食後の2回に分割経口投与

精神刺激薬

メタンフェタミン　劇薬

先発品：ヒロポン®
後発品：なし
代謝・排泄：尿中排泄
警告：—

剤形　

これだけは覚えておきたい要点

◆ 覚醒剤取締法で医療・研究以外を目的とした所持・使用が規制されている
◆ ナルコレプシー，うつ病，統合失調症に適応をもつがほぼ使用されていない
◆ 治療以外の目的で不適切に使用すると幻覚・妄想・依存性を呈する

適応　うつ病・うつ状態，統合失調症の遅鈍症の改善
ナルコレプシー，昏睡，嗜眠，もうろう状態，インスリンショックの改善
麻酔剤，睡眠剤の急性中毒の改善

用法・用量　通常，1回2.5〜5mg，1日10〜15mgを経口投与

精神刺激薬
メチルフェニデート

劇薬

先発品：リタリン®　　　後発品：なし
代謝・排泄：尿中および糞中排泄
警告：登録のある医療機関・薬局のもとでのみ投与
　　　可能，患者に対して文書で説明し同意書を取得

剤形　

これだけは覚えておきたい要点

- 中枢刺激薬，第1種向精神薬に分類
- 投薬期間の制限あり（30日）
- リタリン®流通管理委員会に登録している医師（医療機関）・登録調剤責任者（薬局）でのみ処方，調剤が可能
- Tmax＝約1時間と，急激に血中濃度が上がるため依存が形成されやすい
- 重症うつ病，モノアミンオキシダーゼ（MAO）阻害薬を服用中または服用中止14日以内の者，不整頻脈，狭心症を有するものなどには禁忌

適応　ナルコレプシー

用法・用量　通常，1日20～60mgを1～2回に分割経口投与

～～～ADHD治療薬

ADHD治療薬（ドパミン刺激薬）
メチルフェニデート徐放

劇薬

先発品：コンサータ®　　　後発品：なし
代謝・排泄：尿中排泄
警告：登録のある医療機関・薬局のもとで登録患者のみに
　　　投与可能，患者に対して文書で説明し同意書を取得

剤形　

これだけは覚えておきたい要点

- 中枢刺激薬，第1種向精神薬に分類
- 投薬期間の制限あり（30日）
- 重症うつ病，モノアミンオキシダーゼ（MAO）阻害薬を服用中または服用中止14日以内の者，不整頻脈，狭心症を有する者などには禁忌
- ADHD適正流通管理システムで管理されており，医師（医療機関）・調剤責任者（薬局）・患者の登録のもと，処方・調剤される
- 徐放錠は緩やかに血中濃度を上昇させることから，速放錠と比較して依存のリスクは低い
- 徐放錠の場合は約12時間効果が持続するため1日1回の服用となる
- ADHD中核症状（多動性，衝動性，不注意）の全てに効果がある
- 用量依存的に効果が期待されるが，不注意症状には低用量で用いるケースがある
- 副作用として，食欲不振，不眠，頭痛，悪心・嘔吐があげられる
- 副作用の不眠は，午後に服用することでリスクが増大するため，朝の服用を指導する

適応　注意欠如・多動症（ADHD）

用法・用量
- 18歳未満の患者には，通常，18mgを初回用量，18～45mgを維持用量として1日1回朝に経口投与．増量が必要な場合は，1週間以上の間隔をあけて1日用量として9mgまたは18mgを増量．1日用量は54mgを超えないこと
- 18歳以上の患者には通常，18mgを初回用量とし，1日1回朝に経口投与．増量が必要な場合は，1週間以上の間隔をあけて1日用量として9mgまたは18mgを増量．1日用量は72mgを超えないこと

右側アイコン一覧：
錠剤／OD錠／カプセル／舌下錠／散剤／貼付剤／水剤／注射剤／先発品のみ／GEのみ　後発品のみ／GE有　両方あり／剤形なし

ADHD治療薬（ドパミン刺激薬）
リスデキサンフェタミン 劇薬

先発品：ビバンセ®　　**後発品**：なし
代謝・排泄：肝代謝，尿中排泄
警告：登録のある医療機関・薬局のもとで登録患者のみに投与可能，患者に対して文書で説明し同意書を取得

剤形　

これだけは覚えておきたい要点

- ◆ 中枢刺激薬
- ◆ 投薬期間の制限あり（30日）
- ◆ 覚せい剤原料であるため流通管理されており，医師（医療機関）・薬局・患者の登録のもと，処方・調剤される
- ◆ プロドラッグのため，体内で代謝されて活性代謝物のアンフェタミンとなる．作用効果は24時間持続する
- ◆ 緩徐に血中濃度が上昇することから依存性は形成されにくい（酒井 千賀：日本薬理学雑誌，155：413-425，2020）

適応　小児期における注意欠如・多動症（ADHD）

用法・用量　通常，小児には30mgを1日1回朝に経口投与．症状により1日70mgを超えない範囲で適宜増減するが，増量は1週間以上の間隔をあけ，1日用量として20mgを超えないこと

ADHD治療薬（選択的ノルアドレナリン再取込み阻害薬）
アトモキセチン 劇薬

先発品：ストラテラ®
後発品：あり
代謝・排泄：肝代謝，尿中および糞中排泄
警告：—

剤形　
　　　GEのみ　　GE有　　　　　　　　　　　　　　GE有

これだけは覚えておきたい要点

- ◆ 非中枢刺激薬
- ◆ MAO阻害剤を服用中，または最後の服用から2週間以内の者には禁忌
- ◆ ADHD中核症状のすべてに効果があり，その効果は24時間持続する
- ◆ 効果が現れるまでに時間がかかるため，数週間（1〜2ヵ月程度）は内服を継続する必要があることを伝える
- ◆ メチルフェニデートと比較して効果はマイルドだが依存性のリスクが低い

適応　注意欠如・多動症（ADHD）

用法・用量　カプセル，水剤：18歳未満の患者には，通常，1日0.5mg/kg（0.125mL/kg）より開始し，その後は1日0.8mg/kg（0.2mL/kg），さらに1日1.2mg/kg（0.3mL/kg）まで増量した後，1日1.2〜1.8mg/kg（0.3〜0.45mL/kg）で維持．増量は1週間以上の間隔をあけ，いずれの投与量においても1日2回に分けて経口投与．1日量は1.8mg/kg（0.45mL/kg）または120mg（30mL/kg）のいずれか少ない量を超えないこと
カプセル，水剤：18歳以上の患者には，通常，1日40mg（10mL）より開始し，その後は1日80mg（20mL）まで増量し，1日80〜120mg（20〜30mL）で維持．1日80mg（20mL）までの増量は1週間以上，その後の増量は2週間以上の間隔をあけ，いずれの投与量においても1日1回または1日2回に分けて経口投与．1日量は120mg（30mL）を超えないこと

ADHD治療薬（選択的α_{2A}アドレナリン受容体作動薬）

グアンファシン

先発品：インチュニブ®　　後発品：なし
代謝・排泄：主な代謝酵素CYP3A4/5,
　　　　　　肝および腎消失
警告：—

剤形　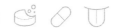

これだけは覚えておきたい要点

◆ 非中枢刺激薬
◆ 房室ブロック（II度，III度）を有する患者には禁忌
◆ 徐放性製剤であるため1日1回の服用（24時間効果が持続）かつ粉砕不可
◆ ADHD中核症状のうち，多動性，衝動性に対する効果が期待される一方，不注意に対する効果は低い
◆ 元は降圧薬として開発されていたため循環器に作用することがあり，副作用として血圧低下，脈拍減少が報告されている

適応　　注意欠如・多動症（ADHD）

用法・用量
・18歳未満の患者には，通常，体重50kg未満の場合は1日1mg，体重50kg以上の場合は1日2mgより投与を開始し，1週間以上の間隔をあけて1mgずつ，維持用量まで増量．最高用量を超えないこととし，いずれも1日1回を経口投与
　　維持：17kg以上25kg未満；1日1mg，25kg以上38kg未満；1日2mg，38kg以上50kg未満；1日3mg，50kg以上63kg未満；1日4mg，63kg以上75kg未満；1日5mg，75kg以上；1日6mg
　　最高：17kg以上25kg未満；1日2mg，25kg以上34kg未満；1日3mg，34kg以上42kg未満；1日4mg，42kg以上50kg未満；1日5mg，50kg以上；1日6mg
・18歳以上の患者には，通常，1日2mgより投与を開始し，1週間以上の間隔をあけて1mgずつ，1日4〜6mgの維持用量まで増量．1日用量は6mgを超えないこととし，いずれも1日1回を経口投与
　　維持：1日4〜6mg，最高：1日6mg

〜〜 抗不安薬 〜〜

ベンゾジアゼピン系抗不安薬（短時間型）

クロチアゼパム

先発品：リーゼ®
後発品：あり
代謝・排泄：肝代謝，尿中排泄
警告：—

剤形　（GE有）

これだけは覚えておきたい要点

◆ 短時間作用型
◆ 急性閉塞隅角緑内障，重症筋無力症に禁忌（急性閉塞隅角緑内障は，抗コリン作用により眼圧が上昇する可能性がある）
◆ 投薬期間の制限あり（30日）
◆ 筋弛緩作用・催眠作用が弱いため高齢者にも使用しやすい
◆ 同じ短時間作用型のエチゾラムと比較すると抗不安作用は弱い
◆ T_{max}＝約1時間と短時間で効果を発現するため，不安症状に対して頓服で使用することがある
◆ ジアゼパム換算値＝10

適応　　心身症（消化器疾患，循環器疾患）における身体症候ならびに不安・緊張・心気・抑うつ・睡眠障害，自律神経失調症におけるめまい・肩こり・食欲不振

用法・用量　　錠剤，散剤：通常，1日15〜30mgを1日3回に分けて経口投与

剤形一覧（右側）：
錠剤
OD錠
カプセル
舌下錠
散剤
貼付剤
水剤
注射剤
先発品のみ
GEのみ　後発品のみ
GE有　両方あり
剤形なし

ベンゾジアゼピン系抗不安薬（短時間型）
エチゾラム

先発品：デパス®
後発品：あり
代謝・排泄：肝代謝，尿中および糞中排泄
警告：—

剤形　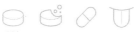
　　　GE有　　　　　　　　　　　GE有

これだけは覚えておきたい要点

◆ 短時間作用型
◆ 急性閉塞隅角緑内障，重症筋無力症に禁忌
◆ 投薬期間の制限あり（30日）
◆ ジアゼパムより強い抗不安作用と即効性を持つため，頓服で使用されることが多い
◆ 2時間程度しか作用が持続せず，かつ効果が切れたときが分かりやすい
◆ 依存性があるため漫然とした使用は避ける
◆ 催眠・筋弛緩作用が強く，使用後のふらつき・転倒に注意を促す
◆ ジアゼパム換算値＝1.5

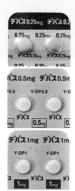

適応　神経症における不安・緊張・抑うつ・神経衰弱症状・睡眠障害，うつ病における
　　　不安・緊張・睡眠障害，心身症（高血圧症，胃・十二指腸潰瘍）における身体症候
　　　ならびに不安・緊張・抑うつ・睡眠障害，統合失調症における睡眠障害，頸椎
　　　症・腰痛症・筋収縮性頭痛における不安・緊張・抑うつおよび筋緊張

用法・用量　神経症，うつ病：錠剤，散剤の場合，通常，1日3mgを3回に分けて経口投与
　　　　　　心身症，頸椎症，腰痛症，筋収縮性頭痛：錠剤，散剤の場合，通常，1日1.5mg
　　　　　　を3回に分けて経口投与
　　　　　　睡眠障害：錠剤，散剤の場合，通常，1日1〜3mgを就寝前に1回を経口投与.
　　　　　　いずれの場合も高齢者には1日1.5mgまで

ベンゾジアゼピン系抗不安薬（短時間型）
フルタゾラム

先発品：コレミナール®
後発品：なし
代謝・排泄：尿中および糞中排泄
警告：—

剤形　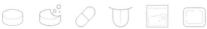

これだけは覚えておきたい要点

◆ 短時間作用型
◆ 急性閉塞隅角緑内障，重症筋無力症に禁忌
◆ 投薬期間の制限なし
◆ 筋弛緩作用，抗不安作用はジアゼパムより弱い
◆ 過敏性腸症候群，胃・十二指腸潰瘍などの消化器系心身症における諸症状に有効性を示すことか
　　ら，消化管機能安定剤として用いられることがある
◆ ジアゼパム換算値＝15

適応　心身症（過敏性腸症候群，慢性胃炎，胃・十二指腸潰瘍）における身体症候ならび
　　　に不安・緊張・抑うつ

用法・用量　錠剤，散剤：通常，1日12mgを3回に分割して経口投与

ベンゾジアゼピン系抗不安薬（中間型）
ロラゼパム

先発品：ワイパックス®，ロラピタ®
後発品：あり
代謝・排泄：肝代謝，尿中排泄
警告：—

剤形　
GE有

これだけは覚えておきたい要点

◆ 短時間作用型
◆ 急性閉塞隅角緑内障，重症筋無力症に禁忌
◆ 投薬期間制限あり（30日）
◆ 抗不安作用が強く即効性を期待できるが，効果は2時間程度しか続かない
◆ アルプラゾラムと比較して脂溶性がわずかに低いため，比較的健忘リスクが低い（C Griffin, et al：Ochsner Journal, 13：214-223, 2013）
◆ P450を介さずグルクロン酸抱合により代謝されるため，肝・腎機能が低下した患者に使用しやすい
◆ アルコール離脱症状に用いられることがある（適応外）
◆ 連用による依存形成・耐性に注意
◆ ジアゼパム換算値＝1.2

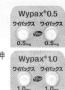 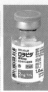

適応　錠剤：神経症における不安・緊張・抑うつ，心身症（自律神経失調症，心臓神経症）における身体症候ならびに不安・緊張・抑うつ
注射剤：てんかん重積状態

用法・用量　錠剤：通常，1日1〜3mgを2〜3回に分けて経口投与
注射剤：成人の場合，通常，4mgを静脈内投与．投与速度は2mg/分を目安として緩徐に投与する．追加投与は4mg，初回投与と追加投与の総量として8mgを超えないこと．生後3ヵ月以上の小児の場合，通常，0.05mg/kg（最大4mg）を静脈内投与．投与速度は2mg/分を目安として緩徐に投与する．追加投与は0.05mg/kg，初回投与と追加投与の総量として0.1mg/kgを超えないこと

ベンゾジアゼピン系抗不安薬（長時間型）
フルジアゼパム

先発品：エリスパン®
後発品：なし
代謝・排泄：肝および腎排泄
警告：—

剤形　

これだけは覚えておきたい要点

◆ 長時間作用型
◆ 急性閉塞隅角緑内障，重症筋無力症に禁忌
◆ 投薬期間の制限あり（30日）
◆ 抗不安作用は中程度
◆ ストレスによる消化器障害，高血圧症に処方されることがある
◆ 2023年7月で販売中止
◆ ジアゼパム換算値＝0.5

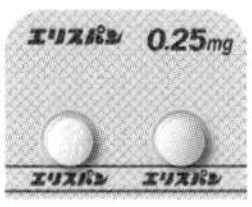

適応　心身症（消化器疾患，高血圧症，心臓神経症，自律神経失調症）における身体症候ならびに不安・緊張・抑うつおよび焦躁，易疲労性，睡眠障害

用法・用量　通常，1日0.75mgを3回に分けて経口投与

（右欄アイコン）
錠剤
OD錠
カプセル
舌下錠
散剤
貼付剤
水剤
注射剤
先発品のみ
GEのみ
後発品のみ
GE有
両方あり
剤形なし

ブロマゼパム

ベンゾジアゼピン系抗不安薬（中間型）

先発品：レキソタン®
後発品：あり
代謝・排泄：尿中排泄
警告：—

剤形   +
GE有　　　　　　　　　　　　　GE有　　　　　　　　坐剤

これだけは覚えておきたい要点

◆ 中時間作用型

◆ 急性閉塞隅角緑内障，重症筋無力症に禁忌

◆ 投薬期間の制限あり（30日）

◆ ジアゼパムより強い筋弛緩作用を持つ（植木 昭和ほか：医学研究，43：41-58，1973）ことから整形で肩こり・腰痛に使用される．なお，使用後の転倒に注意を促す

◆ 比較的強い抗不安作用をもつ

◆ ジアゼパム換算値＝2.5

適応　神経症における不安・緊張・抑うつおよび強迫・恐怖，うつ病における不安・緊張，心身症（高血圧症，消化器疾患，自律神経失調症）における身体症候ならびに不安・緊張・抑うつおよび睡眠障害

用法・用量　神経症における不安，緊張，抑うつおよび強迫，恐怖，うつ病における不安緊張：錠剤，散剤の場合，通常，ブロマゼパムとして1日量6～15mgを1日2～3回に分けて経口投与
心身症（高血圧症，消化器疾患，自律神経失調症）における身体症候並びに不安・緊張・抑うつおよび睡眠障害：錠剤，散剤の場合，通常，1日量3～6mgを1日2～3回に分けて経口投与

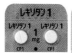

memo

_____

_____

_____

_____

_____

_____

_____

_____

_____

_____

ベンゾジアゼピン系抗不安薬（長時間型）

ジアゼパム

先発品：セルシン®，ホリゾン®，ダイアップ®
後発品：あり
代謝・排泄：肝代謝（主にCYP2C19，CYP3A4），尿中および糞中排泄
警告：—

剤形　　　　　　＋　坐剤

GE有　　　　　　　　　GE有　　　　GE有

これだけは覚えておきたい要点

◆ 長時間作用型
◆ 急性閉塞隅角緑内障，重症筋無力症に禁忌
◆ リトナビル，ニルマトレルビル・リトナビル（パキロビット®）を服用中の患者に禁忌（CYP競合阻害が起こり，血中濃度が急激に上昇する可能性がある）
◆ 投薬期間の制限あり（服用薬は90日，坐剤は14日）
◆ 抗不安作用，鎮静作用，筋弛緩作用をもつ
◆ てんかん重積症の第一選択薬とされており，坐剤は熱性けいれんに適応をもつ
◆ 40歳以上では1歳の加齢につき代謝に1時間かかる（C Griffin, et al：Ochsner Journal, 13：214-223, 2013）
◆ 小児の熱性けいれんに使用する場合，体温が37.5～38度の時点で使用する．解熱作用のある坐剤と同時に使用する場合はダイアップ®を先に使用し，30分以上の間隔を空けてから使用する
◆ ジアゼパム換算値＝5（基準薬）

適応　錠剤，散剤，水剤：神経症における不安・緊張・抑うつ，うつ病における不安・緊張，心身症（消化器疾患，循環器疾患，自律神経失調症，更年期障害，腰痛症，頸肩腕症候群）における身体症候並びに不安・緊張・抑うつ
注射剤：神経症における不安・緊張・抑うつ，麻酔前・麻酔導入時・麻酔中・術後・アルコール依存症の禁断（離脱）症状・分娩時および状態における不安・興奮・抑うつの軽減
坐剤：小児に対する熱性けいれんおよびてんかんのけいれん発作の改善

用法・用量　錠剤，散剤，水剤：通常，成人は1回2～5mgを1日2～4回を経口投与．ただし，外来患者は原則として1日量15mg以内
錠剤，散剤，水剤：小児に用いる場合，3歳以下は1日量1～5mg，4～12歳は1日量2～10mg，それぞれ1～3回に分割して経口投与
注射剤：成人は初回2mL（10mg）を筋肉内または静脈内に，できるだけ緩徐に注射．以後，必要に応じて3～4時間ごとに注射．ホリゾン®注射において静脈内に注射する場合，なるべく太い静脈を選びできるだけ緩徐に（2分間以上）注射
坐剤：通常，小児に1回0.4～0.5mg/kgを1日1～2回，直腸内に挿入．1日1mg/kgを超えないこと

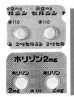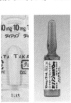

ベンゾジアゼピン系抗不安薬（長時間型）
クロキサゾラム

先発品：セパゾン®
後発品：なし
代謝・排泄：肝代謝
警告：—

剤形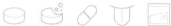

これだけは覚えておきたい要点

◆ 長時間作用
◆ 急性閉塞隅角緑内障，重症筋無力症に禁忌
◆ 投薬期間の制限あり（30日）
◆ ジアゼパムよりも強い抗不安作用をもつ
◆ 依存性，催眠，筋弛緩作用は他のBZPより弱いが長時間作用型であるため持ち越しに注意
◆ ジアゼパム換算値＝1.5

適応	神経症における不安・緊張・抑うつ・強迫・恐怖・睡眠障害 心身症（消化器疾患，循環器疾患，更年期障害，自律神経失調症）における身体症候ならびに不安・緊張・抑うつ 術前の不安除去
用法・用量	神経症における不安・緊張・抑うつ・強迫・恐怖・睡眠障害，心身症における身体症候ならびに不安・緊張・抑うつ：通常，1日3〜12mgを3回に分けて経口投与 術前の不安除去：通常，0.1〜0.2mg/kgを手術前に経口投与

ベンゾジアゼピン系抗不安薬（中間型）
アルプラゾラム

先発品：コンスタン®，ソラナックス®
後発品：あり
代謝・排泄：ソラナックス：CYP3A，尿中排泄
警告：—

剤形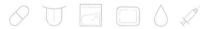
GE有

これだけは覚えておきたい要点

◆ 短〜中時間作用型
◆ 急性閉塞隅角緑内障，重症筋無力症に禁忌
◆ 投薬期間の制限あり（30日）
◆ 抗不安作用は中程度
◆ CYP3A4を介して代謝されるため，CYP3A4を阻害するフルボキサミンとの併用により血中濃度が上昇するため注意
◆ 一方でCYP3A4を誘導するカルバマゼピンとの併用で血中濃度が低下する
◆ ジアゼパム換算値＝0.8

適応	心身症（胃・十二指腸潰瘍，過敏性腸症候群，自律神経失調症）における身体症候ならびに不安・緊張・抑うつ・睡眠障害
用法・用量	・通常，1日1.2mgを3回に分けて経口投与．増量する場合，最高用量を1日2.4mgとして漸次増量し，3〜4回に分けて経口投与 ・高齢者では，1回0.4mgの1日1〜2回投与から開始．増量する場合でも1日1.2mgを超えないこと

ベンゾジアゼピン系抗不安薬（長時間型）
クロルジアゼポキシド

先発品：コントール®，バランス®
後発品：あり
代謝・排泄：—
警告：—

剤形　
　　　GE有　　　　　　　　　　　　GE有

▶ これだけは覚えておきたい要点

- ◆ 長時間作用型
- ◆ 急性閉塞隅角緑内障，重症筋無力症に禁忌
- ◆ 投薬期間の制限あり（30日）
- ◆ 抗不安作用はマイルドでジアゼパムより弱い
- ◆ ジアゼパム換算値＝10

適応	神経症における不安・緊張・抑うつ，うつ病における不安・緊張，心身症（胃・十二指腸潰瘍，高血圧症）における身体症候ならびに不安・緊張・抑うつ
用法・用量	通常，成人は1日20～60 mg（コントール®散1％の場合は2～6 g，コントール®散10％の場合は0.2～0.6 g）を2～3回に分割して経口投与 小児は，1日10～20 mg（コントール®散1％の場合は1～2 g，コントール®散10％の場合は0.1～0.2 g）を2～4回に分割して経口投与

ベンゾジアゼピン系抗不安薬（長時間型）
オキサゾラム

先発品：セレナール®
後発品：なし
代謝・排泄：尿中排泄
警告：—

剤形　

▶ これだけは覚えておきたい要点

- ◆ 長時間作用型
- ◆ 急性閉塞隅角緑内障，重症筋無力症に禁忌
- ◆ 投薬期間の制限あり（30日）
- ◆ 服用後1～3時間以内に効果が現れる
- ◆ 抗不安作用はジアゼパムと比較してマイルドだが，筋弛緩作用も弱いため安全性に優れる
- ◆ ジアゼパム換算値＝20

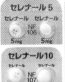

適応	神経症における不安・緊張・抑うつ・睡眠障害，心身症（消化器疾患，循環器疾患，内分泌系疾患，自律神経失調症）における身体症候ならびに不安・緊張・抑うつ
用法・用量	錠剤，散剤：通常，1回10～20 mg，1日3回を経口投与

錠剤

OD錠

カプセル

舌下錠

散剤

貼付剤

水剤

注射剤

先発品
のみ

GEのみ
後発品
のみ

GE有
両方あり

剤形なし

ベンゾジアゼピン系抗不安薬（長時間型）
メダゼパム

先発品：レスミット®
後発品：あり
代謝・排泄：尿中および糞中排泄
警告：—

剤形
GE有

これだけは覚えておきたい要点

- ◆ 長時間作用型
- ◆ 急性閉塞隅角緑内障，重症筋無力症に禁忌
- ◆ 投薬期間の制限あり（30日）
- ◆ 抗不安作用はジアゼパムと比較してマイルドだが，筋弛緩作用や催眠作用は出にくい
- ◆ ジアゼパム換算値＝10

適応　神経症における不安・緊張・抑うつ，心身症（消化器疾患，循環器疾患，内分泌系疾患，自律神経失調症）における身体症候ならびに不安・緊張・抑うつ

用法・用量　通常，1日10〜30mgを経口投与

ベンゾジアゼピン系抗不安薬（長時間型）
メキサゾラム

先発品：メレックス®
後発品：なし
代謝・排泄：CYP3A4，COX
警告：—

剤形

これだけは覚えておきたい要点

- ◆ 長時間作用型
- ◆ 急性閉塞隅角緑内障，重症筋無力症に禁忌
- ◆ 投与期間の制限がない
- ◆ 体内で速やかに代謝され，主要活性代謝物のchlornordiazepam（CND）とchloroxazepamに代謝される．CNDの半減期は約76時間と長時間効果を示す（Fernandes H，et al：Neurology and Therapy，3：1-14，2014）
- ◆ ジアゼパム換算値＝1.67

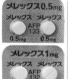

適応　神経症における不安・緊張・抑うつ，易疲労性，強迫・恐怖・睡眠障害
心身症（胃・十二指腸潰瘍，慢性胃炎，過敏性腸症候群，高血圧症，心臓神経症，自律神経失調症）における身体症候ならびに不安・緊張・抑うつ・易疲労性・睡眠障害

用法・用量　錠剤，散剤：通常，1日1.5〜3mgを3回に分けて経口投与．高齢者は1日1.5mgまで

ベンゾジアゼピン系抗不安薬（長時間型）
クロラゼプ酸ニカリウム

先発品：メンドン®
後発品：なし
代謝・排泄：肝代謝（CYP3A），尿中および糞中排泄
警告：―

剤形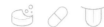

これだけは覚えておきたい要点

◆ 中～長時間型
◆ 急性閉塞隅角緑内障，重症筋無力症，リトナビル，ニルマトレルビル・リトナビル（パキロビット®）を服用中の患者に禁忌
◆ 投薬期間の制限あり（14日）
◆ ジアゼパム換算値＝7.5

適応	神経症における不安・緊張・焦燥・抑うつ
用法・用量	通常，1日9～30mgを2～4回に分けて経口投与．本剤の場合，1日2～4カプセルを2～4回に分けて経口投与

ベンゾジアゼピン系抗不安薬（超長時間型）
ロフラゼプ酸エチル

先発品：メイラックス®
後発品：あり
代謝・排泄：消化管通過時や肝代謝（CYP3A4），尿中排泄
警告：―

剤形
GE有

これだけは覚えておきたい要点

◆ 超長時間作用型
◆ 急性閉塞隅角緑内障，重症筋無力症に禁忌
◆ 投薬期間の制限あり（30日）
◆ ロフラゼプ酸自体は不活性であり，活性代謝物であるM-1，M-2に代謝されることで抗不安作用を長時間示す
◆ 比較的依存性が少なく，抗不安作用は中程度
◆ 筋弛緩作用は弱いため，比較的転倒リスクが少なく高齢者にも使用しやすい
◆ ジアゼパム換算値＝1.67

適応	神経症における不安・緊張・抑うつ・睡眠障害．心身症（胃・十二指腸潰瘍，慢性胃炎，過敏性腸症候群，自律神経失調症）における不安・緊張・抑うつ・睡眠障害
用法・用量	錠剤，散剤：通常，2mgを1日1～2回に分割して経口投与

右側凡例：

錠剤
OD錠
カプセル
舌下錠
散剤
貼付剤
水剤
注射剤
先発品のみ
GEのみ
後発品のみ
GE有
両方あり
剤形なし

セロトニン$_{1A}$受容体部分作動薬

タンドスピロン 劇薬

先発品：セディール®
後発品：あり
代謝・排泄：CYP3A4 および CYP2D6
警告：—

剤形　
GE有

これだけは覚えておきたい要点

- ◆ セロトニン 5-HT1A 受容体作動薬
- ◆ 依存を形成する可能性が低くかつ安全性が高いため，高齢者に使用しやすい
- ◆ 効果はマイルドでBZP系と比較すると抗不安作用は弱い
- ◆ 即効性はなく効果が現れるまでに2週間程度を要するため，継続的な服用が必要であることを指導する

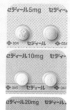

適応	神経症における抑うつ，恐怖．心身症（自律神経失調症，本態性高血圧症，消化性潰瘍）における身体症候ならびに抑うつ，不安，焦躁，睡眠障害
用法・用量	通常，1日30mgを3回に分けて経口投与．1日60mgまで

睡眠薬

バルビツール酸系睡眠薬

ペントバルビタール 劇薬

先発品：ラボナ®
後発品：なし
代謝・排泄：肝代謝，腎排泄
警告：—

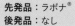

剤形　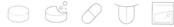

これだけは覚えておきたい要点

- ◆ 第2種向精神薬に分類
- ◆ 短時間作用型
- ◆ 急性間欠性ポルフィリン症に禁忌（酵素誘導によりポルフィリン合成を促進し，症状を悪化させるおそれがある）
- ◆ ペントバルビタールの催眠作用減弱の可能性があるため，ミトタンとの併用は禁忌
- ◆ 投薬期間の制限あり（14日）
- ◆ 作用発現までの時間は約30分で4時間前後は効果が持続する
- ◆ 強い催眠作用をもつため，麻酔前投薬としても用いられる
- ◆ 推定致死量は1.5〜7.5mgとされており，ラボナ®錠30〜150錠に相当する．一度に過量服用することで急性中毒症状が起こり，主に呼吸抑制により死に至る
- ◆ 依存性があり，安全性の観点から不眠症改善目的に処方されることは少ない

適応	不眠症，不安緊張状態の鎮静，持続睡眠療法における睡眠調節
用法・用量	不眠症：通常，1回50〜100mgを就寝前に経口投与 不安緊張状態の鎮静：通常，1回25〜50mgを1日2〜3回を経口投与

バルビツール酸系睡眠薬
アモバルビタール

先発品：イソミタール®
後発品：なし
代謝・排泄：肝代謝，尿中排泄
警告：—

剤形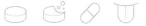

これだけは覚えておきたい要点

◆ 中時間作用型
◆ 急性間欠性ポルフィリン症に禁忌
◆ 投薬期間の制限あり（14日）
◆ 服用後は約30分で効果が現れ，4〜6時間程度は睡眠が続く
◆ バルビツール酸系のなかでも鎮静効果は強い
◆ 不眠症に適応をもつが，依存・耐性・副作用の面から処方されることは少ない
◆ イソミタール原末®は第2種向精神薬に分類されているが，2024年3月末で販売中止（予定）

適応	不眠症，不安緊張状態の鎮静
用法・用量	不眠症：通常，1日0.1〜0.3gを就寝前に経口投与 不安緊張状態の鎮静：通常，1日0.1〜0.2gを2〜3回に分割して経口投与

バルビツール酸系睡眠薬
セコバルビタール

先発品：アイオナール・ナトリウム
後発品：なし
代謝・排泄：肝代謝，腎排泄
警告：—

剤形

これだけは覚えておきたい要点

◆ 第1種向精神薬に分類
◆ 短時間作用型
◆ 急性間欠性ポルフィリン症に禁忌
◆ 投与後は約30分以内に効果が現れ，3時間以下の作用時間となる
◆ 連用により依存・耐性形成の可能性あり
◆ 注射用アイオナール・ナトリウム（0.2）は2023年3月末をもって販売中止している

適応	不眠症，不安緊張状態の鎮静
用法・用量	通常，1回100〜200mg（5%溶液2〜4mL）を徐々に静脈内注射，または筋肉内注射．総量500mg（5%溶液10mL）を超えないことが望ましい

錠剤

OD錠

カプセル

舌下錠

散剤

貼付剤

水剤

注射剤

先発品のみ

GEのみ
後発品のみ

GE有
両方あり

剤形なし

ベンゾジアゼピン系抗不安薬（超短時間型）
トリアゾラム

先発品：ハルシオン®　　　　　　後発品：あり
代謝・排泄：CYP3A4
警告：服用後のもうろう状態と睡眠随伴症状，入眠・中途
　　　覚醒時の記憶がないおそれ

剤形　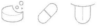
　　　GE有

これだけは覚えておきたい要点

◆ 急性閉塞隅角緑内障，重症筋無力症に禁忌
◆ アゾール系抗真菌薬，HIV プロテアーゼ阻害薬など CYP3A4 を介して代謝される薬物を服用中の場合も禁忌
◆ 投薬期間の制限あり（30日）
◆ 前向性健忘，筋弛緩作用に注意が必要（警告事項）なため，就寝直前の服用を徹底し起床後のふらつき・転倒の注意を促す
◆ 依存性が認められているため漫然投与は避ける
◆ 急な服用中止により反跳性不眠が起こる可能性があるため，服用中止を検討する場合は自己判断せず医師に相談するよう伝える
◆ ジアゼパム換算値＝0.25

適応　不眠症
用法・用量　通常，1回0.25mgを就寝前に経口投与．高度な不眠症には0.5mgの投与が可能．高齢者は1回0.125mg～0.25mgまで

ベンゾジアゼピン系睡眠薬（短時間型）
ブロチゾラム

先発品：レンドルミン®
後発品：あり
代謝・排泄：CYP3A4，肝および腎排泄
警告：—

剤形　
　　　GE有　GE有

これだけは覚えておきたい要点

◆ 急性閉塞隅角緑内障，重症筋無力症に禁忌
◆ 投薬期間の制限あり（30日）
◆ 服用後は30分以内に効果が現れ，7時間程度は効果持続する
◆ 前向性健忘に注意が必要なため，就寝直前の服用を促す
◆ 依存性が認められているため漫然投与は避ける
◆ 比較的，筋弛緩作用は弱いが，起床後のふらつき・転倒リスクは否定できないため注意が必要
◆ 胎児・乳汁移行が確認されているため，妊婦・授乳婦への投与は推奨されていない
◆ ジアゼパム換算値＝0.25

適応　不眠症
用法・用量　1回0.25mgを就寝前に経口投与

ベンゾジアゼピン系睡眠薬（短時間型）
ロルメタゼパム

先発品：エバミール®，ロラメット®
後発品：なし
代謝・排泄：腎代謝・尿中排泄
警告：—

剤形　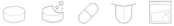

これだけは覚えておきたい要点

◆ 急性閉塞隅角緑内障の患者には禁忌（抗コリン作用により眼圧が上昇し，症状を悪化のおそれ）
◆ 重症筋無力症の患者には禁忌（筋弛緩作用により症状が悪化するおそれ）
◆ 肺性心，肺気腫，気管支喘息及び脳血管障害の急性期などで呼吸機能が高度に低下している患者には使用しないほうがよい（炭酸ガスナルコーシスを起こしやすい）
◆ 筋弛緩作用は，ジアゼパムの約1/3程度
◆ 1～2時間で最高血中濃度に達し，半減期約10時間
◆ 代謝された後，一部はロラゼパムとなるが，大部分は不活性のグルクロン酸抱合体として排泄される
◆ CYPを介さず，大半が腎臓で代謝・排泄される

適応　　不眠症
用法・用量　成人には1回1～2mgを就寝前に経口投与
　　　　　高齢者には1回2mgまで

ベンゾジアゼピン系睡眠薬（短時間型）
リルマザホン

先発品：リスミー®
後発品：なし
代謝・排泄：尿中排泄
警告：—

剤形　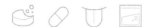

これだけは覚えておきたい要点

◆ 急性閉塞隅角緑内障の患者には禁忌（抗コリン作用により眼圧が上昇し，症状を悪化のおそれ）
◆ 重症筋無力症の患者には禁忌（筋弛緩作用により症状が悪化するおそれ）
◆ 腎不全のある患者では，少量から開始する
◆ 筋弛緩作用は弱い
◆ 3時間で最高血中濃度となるため，効果発現までにはやや時間がかかる
◆ 4種の活性代謝物があり活性はどれもほぼ同等，半減期は約10時間

適応　　不眠症
用法・用量　成人には1回1～2mgを就寝前に経口投与する
　　　　　高齢者には1回2mgまで

錠剤

OD錠

カプセル

舌下錠

散剤

貼付剤

水剤

注射剤

先発品
のみ

GEのみ
後発品
のみ

GE有
両方あり

剤形なし

ベンゾジアゼピン系睡眠薬（中間型）
フルニトラゼパム

先発品：サイレース®
後発品：あり
代謝・排泄：肝代謝，尿中排泄
警告：─

剤形
GE有

これだけは覚えておきたい要点

- ◆ 急性閉塞隅角緑内障の患者には禁忌（抗コリン作用により眼圧が上昇し，症状を悪化のおそれ）
- ◆ 重症筋無力症の患者には禁忌（筋弛緩作用により症状が悪化するおそれ）
- ◆ 第二種向精神薬に指定されており，米国への持ち込みは禁止されている
- ◆ 活性代謝物の半減期は約31時間
- ◆ 入眠作用は強力で夜間の覚醒回数も少ないが，筋弛緩作用もあるため高齢者へは慎重に投与する
- ◆ 持ち越し効果がみられるため注意
- ◆ 悪用防止のため，製剤に青色の着色が施されている
- ◆ 注射薬は麻酔に使う

適応　不眠症

用法・用量　成人1回0.5～2mgを就寝前
高齢者には1回1mgまで

ベンゾジアゼピン系睡眠薬（中間型）
ニトラゼパム

先発品：ネルボン®，ベンザリン®
後発品：あり
代謝・排泄：大部分は肝，一部は腸管壁で代謝，主に尿中排泄
警告：─

剤形
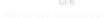
GE有　　GE有

これだけは覚えておきたい要点

- ◆ 急性閉塞隅角緑内障の患者には禁忌（抗コリン作用により眼圧が上昇し，症状を悪化のおそれ）
- ◆ 重症筋無力症の患者には禁忌（筋弛緩作用により症状が悪化するおそれ）
- ◆ 1～2時間で最高血中濃度に達し，半減期約27時間
- ◆ 中途覚醒，早朝覚醒に有効
- ◆ 翌日への持ち越し効果，日中の抗不安・筋弛緩・抗けいれん作用を併せもつ
- ◆ 高齢者への投与は，半減期の延長や筋弛緩作用による転倒・骨折などに注意が必要

適応　不眠症
異型小発作群（点頭てんかん，ミオクロヌス発作，失立発作等）
焦点性発作（焦点性痙攣発作，精神運動発作，自律神経発作等）

用法・用量　不眠症：成人には1回5～10mgを就寝前に経口投与．年齢，症状により適宜増減
異型小発作群，焦点性発作：
成人・小児ともニトラゼパムとして1日5～15mgを適宜分割投与

ベンゾジアゼピン系睡眠薬（中間型）
エスタゾラム

先発品：ユーロジン®
後発品：あり
代謝・排泄：尿中，一部糞中排泄
警告：—

剤形　
GE有

これだけは覚えておきたい要点

◆ 重症筋無力症の患者には禁忌（筋弛緩作用により症状が悪化するおそれ）
◆ リトナビル（HIVプロテアーゼ阻害薬），ニルマトレルビル・リトナビルを投与中の患者には禁忌（CYP450に対する競合的阻害により，エスタゾラムの血中濃度が大幅に上昇する）
◆ 効果発現は速やか，半減期約24時間
◆ 連用により血中濃度の上昇を認めるため，日中の眠気が起こりやすい
◆ 翌日への持ち越し効果やふらつきはフルニトラゼパムよりやや多い
◆ 高齢者への投与は，半減期の延長や筋弛緩作用による転倒・骨折などに注意が必要

適応　不眠症
用法・用量　1回1〜4mgを就寝前に経口投与

ベンゾジアゼピン系睡眠薬（長時間型）
クアゼパム

先発品：ドラール®
後発品：あり
代謝・排泄：肝（CYP2C9，CYP3A4）代謝
警告：—

剤形　
GE有

これだけは覚えておきたい要点

◆ 急性閉塞隅角緑内障の患者には禁忌（抗コリン作用により眼圧が上昇し，症状を悪化のおそれ）
◆ 重症筋無力症の患者には禁忌（筋弛緩作用により症状が悪化するおそれ）
◆ 睡眠時無呼吸症候群の患者には禁忌（呼吸障害を悪化させるおそれ）
◆ リトナビル投与中の患者には禁忌CYP450に対する競合的阻害により，クアゼパムの血中濃度が大幅に上昇する）
◆ 胃内容物の残留によってクアゼパムの吸収性が増大し，血中濃度が空腹時の2〜3倍に高まるため，食後の服用は禁忌（過度の鎮静や呼吸抑制を起こすおそれがある）
◆ ベンゾジアゼピンω_1受容体へ選択的に作用するため，筋弛緩作用は弱い
◆ 半減期は，未変化体約36時間，活性代謝物約40〜114時間とかなり長く，連用で6日まで血中濃度が上昇する
◆ 翌日への持ち越しやふらつきが現れやすい

適応　不眠症
用法・用量　1回20mgを就寝前に経口投与
1日最高量は30mg

右欄アイコン：錠剤／OD錠／カプセル／舌下錠／散剤／貼付剤／水剤／注射剤／先発品のみ／GEのみ　後発品のみ／GE有　両方あり／剤形なし

ベンゾジアゼピン系睡眠薬（長時間型）
フルラゼパム

先発品：ダルメート®
後発品：なし
代謝・排泄：尿中排泄
警告：—

剤形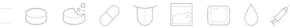

これだけは覚えておきたい要点

◆ 急性閉塞隅角緑内障の患者には禁忌（抗コリン作用により眼圧が上昇し，症状を悪化のおそれ）
◆ 重症筋無力症の患者には禁忌（筋弛緩作用により症状が悪化するおそれ）
◆ リトナビル投与中の患者には禁忌CYP450に対する競合的阻害により，フルラゼパムの血中濃度が大幅に上昇する）
◆ 未変化体の半減期約5〜9時間，活性代謝物の半減期約47〜100時間
◆ 長時間作用型であるが，フルラゼパム自体の半減期は短いため持ち越し効果は少ない
◆ 早朝覚醒に有効な薬剤である
◆ 蓄積効果，筋弛緩作用を持つため高齢者への使用は注意が必要

適応 不眠症

用法・用量 1回1〜2カプセルを就寝前に経口投与

ベンゾジアゼピン系睡眠薬（長時間型）
ハロキサゾラム

先発品：ソメリン®
後発品：なし
代謝・排泄：胆汁・腎排泄
警告：—

剤形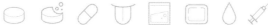

これだけは覚えておきたい要点

◆ 急性閉塞隅角緑内障の患者には禁忌（抗コリン作用により眼圧が上昇し，症状を悪化のおそれ）
◆ 重症筋無力症の患者には禁忌（筋弛緩作用により症状が悪化するおそれ）
◆ 服用後，30分以内に入眠し，半減期約42〜123時間
◆ 翌日の持ち越し効果がある

適応 不眠症

用法・用量 通常，1回5〜10mgを就寝前に経口投与

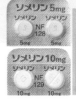

非ベンゾジアゼピン系睡眠薬（超短時間型）

ゾルピデム

先発品：マイスリー® **後発品：**あり
代謝・排泄：肝(CYP3A4, CYP2C9, CYP1A2など)，尿中・糞中
警告：服用後に，もうろう状態，睡眠随伴症状(夢遊症状等)があらわれることがある．また，入眠もしくは中途覚醒時の出来事を記憶していないおそれあり

剤形：錠剤（GE有）　OD錠（GEのみ）　水剤（GEのみ）　＋ ODフィルム（GEのみ）

これだけは覚えておきたい要点

- 睡眠随伴症状，異常行動を発現したことのある患者には禁忌
- 急性閉塞隅角緑内障の患者には禁忌（抗コリン作用により眼圧が上昇し，症状を悪化のおそれ）
- 重症筋無力症の患者には禁忌（筋弛緩作用により症状が悪化するおそれ）
- 重篤な肝障害のある患者には禁忌
- 非ベンゾジアゼピン系睡眠薬の化学構造はベンゾジアゼピン骨格を持たないが，$GABA_A$−ベンゾジアゼピン結合部位−Cl^-チャネル複合体のベンゾジアゼピン結合部位に結合し催眠作用を示すため，本質的にはベンゾジアゼピン系睡眠薬と同様である．
- ベンゾジアゼピンω_1受容体へ選択的に作用するため，筋弛緩作用は弱いが，ふらつきは強いため転倒には注意が必要
- 30分で効果発現，50分で最高血中濃度に達し，半減期約2時間
- 女性は男性と比較し，ゾルピデムの代謝クリアランスの減少および朝の血中濃度の上昇が認められる（米国FDAは，女性について用量変更指示の通知を行なっている）

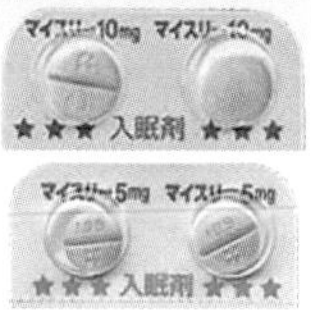

適応	不眠症（統合失調症および躁うつ病に伴う不眠症は除く）
用法・用量	1回5～10 mgを就寝直前に経口投与 高齢者には1回5 mgから投与を開始 1日10 mgを超えない

非ベンゾジアゼピン系睡眠薬（超短時間型）

エスゾピクロン

先発品：ルネスタ® **後発品：**あり
代謝・排泄：肝代謝（CYP3A4, CYP2E1）
警告：服用後に，もうろう状態，睡眠随伴症状(夢遊症状等)の可能性．入眠または中途覚醒時の出来事を記憶していないことがある

剤形：錠剤（GE有）

これだけは覚えておきたい要点

- 急性閉塞隅角緑内障の患者には禁忌（抗コリン作用により眼圧が上昇し，症状を悪化のおそれ）
- 重症筋無力症の患者には禁忌（筋弛緩作用により症状が悪化するおそれ）
- ゾピクロンを光学分割したS体で持ち越し効果は少ない
- 高齢者・高度肝障害・高度腎障害では1回1 mg，最大2 mgまで
- 1時間で最高血中濃度に達し，半減期は約5時間
- 口内の苦味を生じることがあるが，ゾピクロンよりはかなり少ない
- 食後投与では，空腹時投与に比べて血中濃度が低下する（Cmax30%低下，T_{max}中央値が2.5時間遅延）

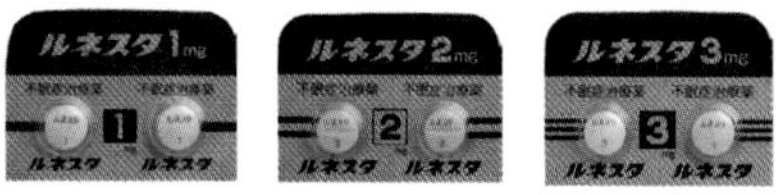

適応	不眠症
用法・用量	1回2 mgを，高齢者には1回1 mgを就寝前に経口投与 成人では1回3 mg，高齢者では1回2 mgを超えない

錠剤
OD錠
カプセル
舌下錠
散剤
貼付剤
水剤
注射剤

先発品のみ
GEのみ 後発品のみ
GE有 両方あり
剤形なし

メラトニン製剤
メラトニン

先発品：メラトベル®
後発品：なし
代謝・排泄：肝（主にCYP1A2）代謝，腎排泄
警告：—

剤形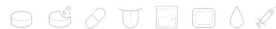

これだけは覚えておきたい要点

- フルボキサミンを服用中の患者は禁忌（メラトニンの作用が強くあらわれるおそれ）
- メラトニンは朝起床時に日光を浴びてから約15時間後に増えてくるホルモンで，睡眠を促す作用がある
- 小児期の神経発達症に伴う入眠困難に使用されるが，睡眠衛生指導や認知行動療法的治療を実施し，入眠潜時の延長のある患者に投与する
- 主に，視交叉上核により制御される睡眠・覚醒を含む概日リズムの維持と調整に関与することで，入眠潜時を短縮させる
- 7〜15歳の小児の適応である．6歳未満または16歳以上の患者における有効性及び安全性は確立されていない
- 増量は1週間以上の間隔をあける
- 0.32時間で有効血中濃度に達し，半減期1.41時間

適応	小児期の神経発達症に伴う入眠困難の改善
用法・用量	小児には1日1回1mgを就寝前に経口投与 1日1回4mgを超えない

メラトニン受容体作動薬
ラメルテオン

先発品：ロゼレム®
後発品：あり
代謝・排泄：主に肝（CYP1A2など）代謝，尿中排泄
警告：—

剤形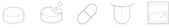
GE有

これだけは覚えておきたい要点

- フルボキサミンマレイン酸塩を服用中の患者は禁忌（ラメルテオンの作用が強くあらわれるおそれ）
- 高度な肝機能障害の患者には禁忌
- 選択的なメラトニン1，2受容体の作動薬で，視交叉上核以外の脳領域では作用せず，反跳性不眠や退薬症候を発現しない
- 効果に用量依存性はなく，半減期と作用持続時間に相関はない
- 睡眠作用は極めてマイルド
- 依存性，認知機能低下，筋弛緩作用，せん妄リスクはいずれもない
- 効果発現までに1週間以上かかるため，即効性はない

適応	不眠症における入眠困難の改善
用法・用量	1回8mgを就寝前に経口投与

オレキシン受容体拮抗薬
レンボレキサント

先発品：デエビゴ®
後発品：なし
代謝・排泄：CYP3A，主に糞中排泄
警告：—

剤形

これだけは覚えておきたい要点

- ◆ 重度の肝機能障害の患者には禁忌
- ◆ オレキシン1，2受容体の両方を阻害するが，特にオレキシン2受容体への親和性が高く，結合・乖離が速いことから，速やかな入眠と睡眠維持の効果がある
- ◆ CYP3Aを中程度へ強力に阻害するため他の薬剤との併用は慎重にする．併用する場合は1日1回2.5mgとする
- ◆ 依存性や筋弛緩作用が少ない
- ◆ 入眠作用が速く，持ち越しが少ない
- ◆ 頓服で使用が可能で，用量幅が広い
- ◆ 簡易懸濁や一包化が可能
- ◆ 悪夢の可能性がある

適応　　不眠症
用法・用量　1日1回5mgを就寝直前に経口投与
　　　　　　1日1回10mgを超えない

オレキシン受容体拮抗薬
スボレキサント

先発品：ベルソムラ®
後発品：なし
代謝・排泄：主にCYP3A，糞中排泄
警告：—

剤形

これだけは覚えておきたい要点

- ◆ イトラコナゾール，クラリスロマイシンなど，CYP3Aを強く阻害する薬剤との併用は禁忌（スボレキサントの血漿中濃度を顕著に上昇させるおそれ）
- ◆ CYP3Aを中等度に阻害する薬剤（ジルチアゼム，ベラパミル，フルコナゾールなど）との併用により，スボレキサントの血漿中濃度が上昇するため，併用時には1日1回10mgに減量を考慮する
- ◆ 高齢者には1日1回15mgまで
- ◆ 依存性や筋弛緩作用が少ない
- ◆ 1.5時間で最高血中濃度に達し，半減期10時間，中途早朝覚醒に有用
- ◆ 悪夢の可能性がある
- ◆ 食後服用で血中濃度ピークが1時間遅延し，悪夢が起こりやすくなる

適応　　不眠症
用法・用量　成人には1日1回20mgを，高齢者には1日1回15mgを就寝直前に経口投与

錠剤

OD錠

カプセル

舌下錠

散剤

貼付剤

水剤

注射剤

先発品のみ

GEのみ
後発品のみ

GE有
両方あり

剤形なし

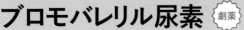

その他
ブロモバレリル尿素 劇薬

先発品：ブロバリン®
後発品：あり
代謝・排泄：尿中排泄
警告：—

剤形   原末 GEのみ

これだけは覚えておきたい要点

◆ 大脳皮質機能と脳幹網様体賦活系を抑制して中枢抑制作用を示す
◆ 効果発現が20〜30分と早く，持続時間は3〜4時間
◆ 依存性があり，過量服薬の危険性がある
◆ 医薬品，医療機器等の品質，有効性及び安全性の確保等に関する法律施行規則第十五条の二の規定に基づき濫用などのおそれのあるものとして厚生労働大臣が指定する医薬品のひとつにあげられている
◆ オーバードーズで死亡リスクが高くなる可能性
◆ 解熱鎮痛剤などの一般用医薬品の一部に含まれていることから，濫用・依存に注意が必要

適応　不眠症，不安緊張状態の鎮静

用法・用量　不眠症には，成人1日1回0.5〜0.8gを就寝前又は就寝時経口投与
不安緊張状態の鎮静には，1日0.6〜1.0gを3回に分割経口投与

＊ブロバリンは2023年3月31日経過措置．

その他
トリクロホスナトリウム 劇薬

先発品：トリクロリール®
後発品：なし
代謝・排泄：主に肝臓で代謝，尿・胆汁排泄
警告：—

剤形   シロップ

これだけは覚えておきたい要点

◆ 急性間欠性ポルフィリン症の患者には禁忌（ポルフィリン症の症状を増悪させる）
◆ 幼小児などの検査等における睡眠目的に使用されることが多い
◆ 呼吸抑制，心肺停止に至った症例もあるため，呼吸状態の観察を十分に行う
◆ 連用により薬物依存を生じることがある

適応　不眠症

用法・用量　通常成人1回1〜2gを就寝前経口投与
幼小児は年齢により適宜減量
患者の年齢および状態，目的等を考慮して，20〜80mg/kgを標準とし，総量2gを超えない

その他
抱水クロラール

先発品：エスクレ®
後発品：なし
代謝・排泄：尿中排泄
警告：―

剤形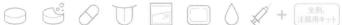

これだけは覚えておきたい要点

◆ ゼラチンに対して過敏症の既往歴のある患者には禁忌（カプセルの主成分がゼラチン）
◆ 急性間欠性ポルフィリン症の患者には禁忌（ポルフィリン症の症状を増悪させる）
◆ 主に乳幼児の検査時における鎮静目的として使われることが多い
◆ トリクロホスナトリウムと活性代謝物が同じのため併用は禁止
◆ 10〜40分で作用発現し，30〜70分程度で覚醒する

適応	理学検査時における鎮静・催眠 静脈注射が困難なけいれん重積状態
用法・用量	通常小児では30〜50mg/kgを標準とし，直腸内に挿入する. 総量1.5gを越えないようにする

memo

錠剤

OD錠

カプセル

舌下錠

散剤

貼付剤

水剤

注射剤

先発品
のみ

GEのみ
後発品
のみ

GE有
両方あり

剤形なし

コリンエステラーゼ阻害薬

ドネペジル

 劇薬

先発品：アリセプト®，アリドネ®パッチ
後発品：あり
代謝・排泄：肝臓（CYP3A4，CYP2D6），排泄：尿
警告：—

剤形

GE有　　D錠　　GEのみ　　　　　　　　　　GE有　ドライシロップ　　　　GEのみ　　　　　　GE有　　GEのみ

これだけは覚えておきたい要点

◆ AChE活性部位に結合し，その活性を阻害することによりAchの分解を抑制し脳内でのAch濃度を上昇させ，主としてムスカリン受容体に作用してアルツハイマー型認知症の進行を遅らせる

◆ 半減期は約80～90時間と長く，治療維持量に至るまでの時間が他の薬剤より短いため，1日1回投与が可能

◆ 剤形が最も豊富なため，患者背景に合わせて薬剤選択ができる

◆ 賦活作用により，興奮やイライラ感などが出現することがある

◆ アセチルコリンエステラーゼ（AChE）阻害薬のなかで，ドネペジル®は高度アルツハイマー型認知症に適応を持つ

◆ アリドネ®パッチは軽度～中等度のアルツハイマー型認知症に使い，ハサミで切って使用しない

◆ 最も多い有害事象は消化器症状（嘔気，嘔吐，下痢，食欲不振など）であり，アリドネ®パッチは皮膚症状にも注意する

◆ 有害事象のなかで徐脈や動悸に注意が必要，定期的な心電図検査が望ましい

適応　[アリセプト®：]アルツハイマー型認知症及びレビー小体型認知症における認知症症状の進行抑制
[アリドネ®パッチ：]アルツハイマー型認知症における認知症症状の進行抑制

用法・用量　[アリセプト®]
アルツハイマー型認知症における認知症症状の進行抑制：成人には1日1回3mgから開始し，1～2週間後に5mgに増量し，経口投与．高度のアルツハイマー型認知症患者には，5mgで4週間以上経過後，10mgに増量
レビー小体型認知症における認知症症状の進行抑制：成人には1日1回3mgから開始し，1～2週間後に5mgに増量し，経口投与する．5mgで4週間以上経過後，10mgに増量．症状により5mgまで減量できる．投与開始12週間後までを目安に，認知機能検査，患者および家族・介護者から自他覚症状の聴取などによる有効性評価を行い，認知機能，精神症状・行動障害，日常生活動作などを総合的に評価してベネフィットがリスクを上回ると判断できない場合は，投与を中止する．投与開始12週間後までの有効性評価の結果に基づき投与継続を判断した場合であっても，定期的に有効性評価を行い，投与継続の可否を判断する
[アリドネ®パッチ]
通常，軽度～中等度のアルツハイマー型認知症患者にはドネペジルとして，1日1回27.5mgを貼付する．高度のアルツハイマー型認知症患者にはドネペジルとして，27.5mgで4週間以上経過後，55mgに増量する．なお，症状により1日1回27.5mgに減量できる
本剤は背部，上腕部，胸部のいずれかの正常で健康な皮膚に貼付し，24時間毎に貼り替える

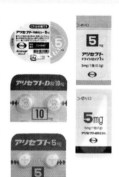

コリンエステラーゼ阻害薬
ガランタミン

劇薬

先発品：レミニール®
後発品：あり
代謝・排泄：CYP2D6，CYP3A4，尿中排泄
警告：—

剤形　 GE有   　　　　内用液

これだけは覚えておきたい要点

◆ AChE阻害作用に加え，ニコチン性アセチルコリン受容体感受性を亢進させる
◆ ドネペジルと比べると，AChE阻害作用は弱い
◆ 半減期は約9時間，1日2回服用
◆ シグナル伝達をアロステリックに調整することで，ノルエピネフリンやグルタミン酸などの神経伝達物質を放出するため，感情などの情動面にも効果が期待できる

適応	軽度および中等度のアルツハイマー型認知症における認知症症状の進行抑制
用法・用量	1日8mg（1回4mgを1日2回）から開始し，4週間後に1日16mg（1回8mgを1日2回）に増量し，経口投与 症状に応じて1日24mg（1回12mgを1日2回）まで増量できる 増量する場合は変更前の用量で4週間以上投与した後に増量する

コリンエステラーゼ阻害薬
リバスチグミン

劇薬

先発品：イクセロン®パッチ，リバスタッチ®パッチ
後発品：あり
代謝・排泄：主に肝代謝，尿中排泄
警告：—

剤形　 パッチ　テープ(GEのみ)

これだけは覚えておきたい要点

◆ AChE阻害作用に加え，ブチリルコリンエステラーゼ阻害作用を持つ
◆ アルツハイマー型認知症の病態進行に伴い，海馬や大脳皮質におけるブチリルコリンエステラーゼ活性が増加する．その活性を阻害することでAChE分解を抑制する
◆ 腎排泄型であり，肝代謝を受ける他の薬剤との相互作用を持たない
◆ 剥離後の半減期は約2.5時間と短いが，ChEと結合するとAChE阻害作用は約10時間持続する
◆ パッチ製剤のため，介護者が貼付を確認でき，内服ができない事例でも使用できる
◆ 24時間毎に1枚貼付（背部，上腕部，胸部），貼付部位の皮膚症状に注意

適応	軽度および中等度のアルツハイマー型認知症における認知症症状の進行抑制
用法・用量	1日1回4.5mgから開始し，原則として4週毎に4.5mgずつ増量し，維持量として1日1回18mgを貼付 患者の状態に応じて，1日1回9mgを開始用量とし，原則として4週後に18mgに増量することもできる 本剤は背部，上腕部，胸部のいずれかの正常で健康な皮膚に貼付し，24時間毎に貼り替える

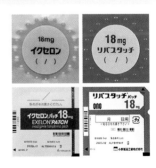

剤形一覧（右欄）：錠剤，OD錠，カプセル，舌下錠，散剤，貼付剤，水剤，注射剤，先発品のみ，GEのみ，後発品のみ，GE有両方あり，剤形なし

NMDA受容体アンタゴニスト

メマンチン

劇薬*

先発品：メマリー®
後発品：あり
代謝・排泄：尿中排泄
警告：—

剤形　
GE有　GE有　　　　GE有

これだけは覚えておきたい要点

- ◆ NMDA受容体拮抗薬で，AChE阻害薬と併用が可能
- ◆ アルツハイマー型認知症では，グルタミン酸受容体のサブタイプであるNMDAが過剰に活性化しているといわれている
- ◆ 認知機能低下に対する効果だけでなく，興奮，攻撃性，徘徊の改善効果もある
- ◆ 適応は，中等度から高度のアルツハイマー型認知症であり，軽度の症例には使用されない
- ◆ 半減期約50〜80時間
- ◆ 腎排泄型のため，高度腎機能障害（クレアチニンクリアランス値30mL/min）の患者では，維持量1日1回10mgまで
- ◆ 最も多い有害事象は，めまいや頭痛であるが，ゆっくり増量することで減らすことができる

適応	中等度および高度アルツハイマー型認知症における認知症症状の進行抑制
用法・用量	通常，1日1回5mgから開始し，1週間に5mgずつ増量し，維持量として1日1回20mgを経口投与する

 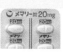
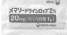

レビー小体型認知症に伴うパーキンソニズム治療薬（レボドパ賦活薬）

ゾニサミド

劇薬

先発品：トレリーフ®
後発品：あり
代謝・排泄：主に肝代謝（CYP3A），尿中排泄
警告：—

剤形　
GE有　GE有　　　　GE有

これだけは覚えておきたい要点

- ◆ 妊婦または妊娠している可能性のある女性には禁忌
- ◆ レボドパ含有製剤を使用してもパーキンソニズムが残存するレビー小体型認知症に適応がある
- ◆ MAO-B阻害作用でドパミン代謝回転を抑制し，レボドパ作用の増強延長効果がある
- ◆ 半減期約63時間と長い

適応	パーキンソン病（レボドパ含有製剤に他の抗パーキンソン病薬を使用しても十分に効果が得られなかった場合） レビー小体型認知症に伴うパーキンソニズム（レボドパ含有製剤を使用してもパーキンソニズムが残存する場合）（OD錠25mgのみ）
用法・用量	レボドパ含有製剤と併用する 成人に1日1回25mgを経口投与する パーキンソン病における症状の日内変動（wearing-off現象）の改善には，1日1回50mgを経口投与 レビー小体型認知症に伴うパーキンソニズム．通常，成人に1日1回25mgを経口投与（OD錠25mgのみ）

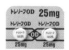

~~~ 中毒治療薬 ~~~

アルコール依存症治療薬（抗酒薬）
シアナミド 劇薬

先発品：シアナマイド「タナベ」
後発品：なし
代謝・排泄：資料なし
警告：―

剤形　
内用液

これだけは覚えておきたい要点

◆ 重篤な心障害，肝機能障害，腎機能障害，呼吸器疾患のある患者には禁忌
◆ アルコールを含む医薬品を投与中の患者には禁忌
◆ 妊婦又は妊娠している可能性のある女性には禁忌
◆ 飲酒した時に肝臓内のアセトアルデヒド脱水素酵素を阻害し，血中アセトアルデヒド濃度を上昇させるため，ひどい悪酔いの状態を引き起こしたり，それを予期させたりする
◆ 即効性があり，服薬して5～10分で効果発現する
◆ 発疹の発現に注意

適応　慢性アルコール中毒および過飲酒者に対する抗酒療法

用法・用量　〈断酒療法〉
通常1日50～200 mg（1%溶液として5～20 mL）を1～2回に分割経口投与
本剤を1週間投与した後に通常実施する飲酒試験の場合には，患者の平常の飲酒量の十分の一以下の酒量を飲ませる
飲酒試験の結果発現する症状の程度により，本剤の用量を調整し，維持量を決める
〈節酒療法〉
飲酒者のそれまでの飲酒量によっても異なるが，酒量を清酒で180 mL前後，ビールで600 mL前後程度に抑えるには，通常シアナミドとして15～60 mg（1%溶液として1.5～6 mL）を1日1回経口投与
飲酒抑制効果の持続するものには隔日に投与してもよい

アルコール依存症治療薬（抗酒薬）
ジスルフィラム 劇薬

先発品：ノックビン®
後発品：なし
代謝・排泄：尿・糞便中排泄
警告：―

剤形　
原末

これだけは覚えておきたい要点

◆ 重篤な心障害，肝機能障害，腎機能障害，呼吸器疾患のある患者には禁忌
◆ アルコールを含む医薬品を投与中の患者には禁忌
◆ 妊婦または妊娠している可能性のある女性には禁忌
◆ シアナミドと薬理作用は同じだが，遅効性，12時間で作用発現し14日持続する
◆ ドパミン-β-ヒドロキシラーゼ阻害作用によりドパミン濃度を高めるため，シアナミドと比べて，うつ状態，情動不安定，幻覚などの精神神経症状の発現が多い

適応　慢性アルコール中毒に対する抗酒療法

用法・用量　通常，1日0.1～0.5 gを1～3回に分割経口投与
本剤を1週間投与した後に通常実施する飲酒試験の場合には，患者の平常の飲酒量の1/10以下の酒量を飲ませる
飲酒試験の結果発現する症状の程度により本剤の用量を調整し，維持量を決める
維持量としては，通常0.1～0.2 gで，毎日続けるか，あるいは1週ごとに1週間の休薬期間を設ける

錠剤

OD錠

カプセル

舌下錠

散剤

貼付剤

水剤

注射剤

先発品のみ

GEのみ
後発品のみ

GE有
両方あり

剤形なし

アルコール依存症治療薬
アカンプロサートカルシウム

先発品：レグテクト®
後発品：なし
代謝・排泄：尿，糞便中排泄
警告：—

剤形　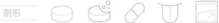

これだけは覚えておきたい要点

◆ 重度の腎機能障害のある患者には禁忌
◆ アルコール依存症において亢進している興奮性神経のグルタミン酸作動性神経の活動を抑制し，抑制性神経のGABA作動性神経の活動とのバランスを是正することで飲酒欲求を抑制する
◆ 心理社会的治療と併用する

適応　アルコール依存症患者における断酒維持の補助

用法・用量　通常，666mgを1日3回食後に経口投与

アルコール依存症治療薬
ナルメフェン

先発品：セリンクロ®
後発品：なし
代謝・排泄：肝代謝UGT2B7，CYP3A4/5　糞・尿中排泄
警告：—

剤形　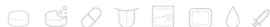

これだけは覚えておきたい要点

◆ オピオイド系薬剤（鎮痛，麻酔）を投与中又は投与中止後1週間以内の患者，オピオイドの依存症または離脱の急性症状がある患者には禁忌（オピオイドの離脱症状が現れるおそれ）
◆ μ，σオピオイド受容体に対し調節的に作用することで，飲酒時の快刺激を抑制し飲酒量を減らす
◆ 心理社会的治療と併用する
◆ 悪心，めまい，傾眠などの発現に注意

適応　アルコール依存症患者における飲酒量の低減

用法・用量　1回10mgを飲酒の1〜2時間前に経口投与
1日1回までとする．
症状により適宜増量することができるが，1日量は20mgを超えない

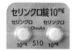

〔定岡邦夫（p.10〜25），椎　崇（p.26〜41），佐藤貴代（p.42〜56），別所千枝（p.57〜70）〕

参考文献　ストール精神薬理学エッセンシャルズ第3版　2010 メディカル・サイエンス・インターナショナル
臨床精神神経薬理学テキスト改訂第3版 星和書店，2014
ゆるりとはじめる精神科の1冊目 じほう，2021
精神科薬剤師業務標準マニュアル2007-2008，南山堂，2007
精神科薬物療法マニュアル，南山堂，2018
ポケット医薬品集2022年版，南山堂

第2章

精神疾患と薬物療法

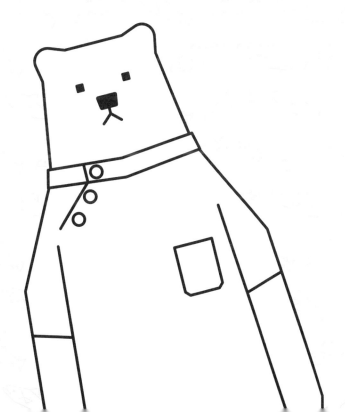

抗精神病薬

01

作用点の違いを比較する

　抗精神病薬は，1996年のリスペリドンの販売前後で区別して，第一世代薬（第一世代抗精神病薬）と第二世代薬（第二世代抗精神病薬）に分類されています．

　第一世代薬は主にドパミン受容体遮断作用をもち，陽性症状（幻覚や妄想など）への効果が期待できます．ただし，他にも雑多な受容体作用をもつために，QOL低下や身体毒性を引き起こすようなさまざまな副作用を発現します．

　一方，第二世代薬では雑多な受容体作用が整理されるとともに，新たな作用機序（表1）によって，①錐体外路症状（EPS），②高プロラクチン血症，③認知機能障害などの重篤な副作用が軽減されています（副作用の詳細についてはp.78～80で解説します）．

◆ セロトニン・ドパミン受容体拮抗作用

　セロトニン受容体とドパミン受容体に対して，アンタゴニスト（拮抗薬）として働く抗精神病薬をセロトニン・ドパミン拮抗薬（serotonin dopamine antagonist：SDA）とよびます．SDAは，ドパミンのD_2受容体のみならず，セロトニンの$5-HT_{2A}$受容体を遮断する作用をもちます．セロトニンは，大脳基底核を構成する線条体（EPSの発生部位）でドパミン放出を抑制するはたらきをもつため，SDAを使用すると，$5-HT_{2A}$受容体遮断作用によってドパミンの放出量が増加し，ドパミン受容体の遮断作用が緩和されるため，EPSの発現・症状が軽減されます．

表1　第二世代抗精神病薬の特徴的な作用機序

薬剤群	作用機序	薬　剤
セロトニン・ドパミン受容体拮抗薬（SDA）	セロトニン$5-HT_{2A}$受容体・ドパミンD_2受容体拮抗作用	リスペリドン，パリペリドン，ブロナンセリン，ルラシドン，ペロスピロン
多元受容体作用抗精神病薬（MARTA）	多元受容体標的化（$5-HT_{2A}$受容体，D_2受容体のほか，アドレナリンやヒスタミンなどの受容体にも作用する）	オランザピン，クエチアピン，クロザピン，アセナピン
ドパミンD_2受容体部分作動薬（パーシャルアゴニスト）	ドパミンD_2受容体部分作動性（ドパミン神経伝達が亢進している場合は拮抗作用をもち，ドパミン神経伝達が低下している場合は活性化する作用をもつ）	アリピプラゾール，ブレクスピプラゾール

◆ 多元受容体標的化

　オランザピン，クエチアピン，クロザピン，アセナピンは，ドパミンのD_2受容体への受容体親和性が弱く，直接作用が軽減されているため，他の複数の受容体への作用で精神安定作用を補完しています（SDAの特徴ももっています）．これらの薬剤をまとめて，多元受容体標的化抗精神病薬（MARTA）ともよびます．D_2受容体や$5-HT_{2A}$受容体に対する作用以外の受容体作用には，鎮静効果に関与するとされているムスカリン受容体（ムスカリン性アセチルコリン受容体），ヒスタミンH_1受容体，アドレナリンα受容体の遮断作用があります．また，脳内のD_2受容体の抑制作用が相対的に低いためにEPSが発現しにくいとされています．

◆ ドパミン受容体部分作動性

　アリピプラゾール，ブレクスピプラゾールは，ドパミンのD_2受容体を部分的に刺激して作用する機能をもつ，ドパミンのパーシャルアゴニスト（ドパミン部分作動薬）です．ドパミンのはたらきが活発な神経路（中脳辺縁系神経路；詳細はp.150）では，ドパミンのはたらきを抑えて陽性症状を改善します．一方，ドパミンのはたらきが低下している神経路（中脳皮質神経路など）では，ドパミンのはたらきを高め陰性症状を改善します．また，D_2受容体の部分作動薬であるため，黒質線条体神経路や漏斗下垂体神経路でドパミン神経系を過剰に遮断するおそれがなく，EPSや高プロラクチン血症などの副作用が発現しにくくなります．

病態に合わせて選ぶ・使う

◆ 統合失調症の場合

　統合失調症の急性期では精神興奮が認められやすく，鎮静が必要な症例もありますが，そのようなときでも鎮静効果の少ない非鎮静系薬剤が使用される場合があります．鎮静効果の強さによって，抗精神病薬は鎮静系または非鎮静系に分類されますが（表2），報告によっては多少違いもあります（パリペリドンを鎮静系とする場合もあります）．

精神興奮がみられるとき

　急性期で精神興奮がみられる場合には，鎮静系の薬剤を十分な用量で使用して，しっかりとした鎮静効果を引き出すことが望まれます．ただし，回復期〜維持期に至ると鎮静効果が余剰となるため，減量などの対応が必要になってきます．

　また，非鎮静系の薬剤を使う場合は鎮静効果が不足するため，急性期では一時的に静穏作用を有するベンゾジアゼピン系抗不安薬などが使用されることがあります．こちらも興奮が治まりしだい，それらの追加薬剤を減量・中止していきます．

表2 **鎮静効果の強弱による薬剤の分類**

分　類	薬剤名	精神興奮を認める急性期の使いかた
鎮静効果の強い抗精神病薬	・第一世代抗精神病薬 ・リスペリドン ・オランザピン ・クエチアピン ・クロザピン ・アセナピン	十分な用量を使用する
鎮静効果の弱い抗精神病薬	・ルラシドン ・パリペリドン ・ブレクスピプラゾール（鎮静効果が 　比較的強いとされる場合もある） ・アリピプラゾール ・ブロナンセリン ・ペロスピロン	鎮静効果の強い補助薬（睡眠薬，抗不安薬，気分安定薬）とともに使用する

精神興奮がみられないとき

　急性期で患者に精神興奮がみられない場合には，鎮静系薬剤は過鎮静が生じない用量で使用します．非鎮静系薬剤を用いる際は，ベンゾジアゼピン系抗不安薬などの追加薬剤は原則必要としません．

◆ 剤形による使い分け

　抗精神病薬には，非常に多彩な剤形が取り揃えられています．患者の病態や生活スタイルなどに応じて剤形を選択していくことが望まれます．

頓用薬

　リスペリドン，アリピプラゾールには，内服液の製剤が用意されています（第一世代薬ではハロペリドールにも内服液製剤があります）．作用発現までの時間はそれ以外の経口剤よりも短く，不穏時の頓服薬として使用される場面が多いでしょう．急性期の興奮状態では，即効性のオランザピン注射剤（筋肉内注射）などが用いられることがあります．

持続性注射剤

　持続性注射剤は，これまでは服薬アドヒアランスが不十分な患者への選択肢として用いられてきましたが，現在では，ライフサイクルを考慮して日常生活を豊かに過ごすために選択されることも多くなってきました．

貼付剤

　皮膚に貼り付けるタイプの剤形をもつ薬剤には，ブロナンセリンのテープ剤があります．貼付剤

の利点としては，①投与回数が1日1回であること，②血漿中濃度の日内変動が少ないこと，③初回通過効果を受けないため相互作用を受けにくくなることなどがあげられます．

◆ 統合失調症以外の場合

　抗精神病薬のなかには，抗躁作用や抗不安作用，気分安定作用，鎮静作用などをもつものも存在します．これらは次に示すような統合失調症以外の疾患に適応を有する場合があります．

双極性障害

　現在，双極性障害の躁病エピソードに保険適用がある第二世代薬は，オランザピン，アリピプラゾールです．軽症の躁状態の治療では，気分安定薬（炭酸リチウム，バルプロ酸，カルバマゼピン，ラモトリギン）による単剤治療でも効果がありますが，中等度以上の躁状態や幻覚・妄想を伴う躁状態では，第二世代薬との併用療法の方が高い有効性を示すことが報告[1]されています．

　うつ病エピソードの治療では，オランザピン[2]，クエチアピン（保険適用があるのは徐放性製剤のビプレッソ®徐放錠のみ）[3]，ルラシドン[4]が保険適用を有しています．アリピプラゾールの持効性注射剤は双極性障害I型における気分エピソードの再発再燃抑制への使用が認められています[5]．

うつ病

　うつ病に適応がある第二世代薬には，アリピプラゾール，ブレクスピプラゾールがあげられます．なお，両薬剤をうつ病やうつ状態に使用できるのは，選択的セロトニン再取り込み阻害薬（SSRI）またはセロトニン・ノルアドレナリン再取り込み阻害薬（SNRI）などの抗うつ薬による適切な治療を行っても十分な効果が認められない場合であり，SSRI，SNRIと併用して投与することとなっています．

発達障害

　自閉症スペクトラム症（ASD；自閉症スペクトラム障害）や注意欠如・多動症（ADHD；注意欠陥・多動性障害），学習障害（LD）などの発達障害に対して抗精神病薬が使用される場合があります（すべて適用外であり，対症療法としての使用です）．興奮や自傷行為，気分の変動などの易刺激性に対しては，リスペリドンとアリピプラゾールが適応を有しています．いずれも統合失調症で用いられる投与量よりも少量で効果があることが知られています．

緩和ケア・疼痛管理（慢性疼痛）

　慢性疼痛の補助的治療に対して抗精神病薬が使用されることがあります．オピオイドや鎮痛補助薬に耐性を示した難治性疼痛に対して，抗精神病薬が著効した症例の報告[6]や，統合失調症患者における疼痛感受性の低下の報告[7]などがあります．

がん患者の悪心・嘔吐

オランザピンは，標準的な制吐薬との併用で，化学療法に伴う悪心・嘔吐を改善する効果が報告されています[8-10]．また，日本緩和医療学会による「がん患者の消化器症状の緩和に関するガイドライン（2017年版）」[11]では，悪心・嘔吐に対する推奨を示した項目で，化学療法や放射線治療が原因でないがん患者の悪心・嘔吐に対して，ハロペリドール，フェノチアジン系抗精神病薬（クロルプロマジン，レボメプロマジン，プロクロルペラジン），第二世代抗精神病薬（ペロスピロン，リスペリドン，オランザピン）の投与を行うことを提案するとの記載があります．さらに，モルヒネによる悪心・嘔吐に対して，アリピプラゾールが抑制作用を示すとの報告[12]もあります．

リスク因子を考慮して選ぶ・使う

◆ 陰性症状

陰性症状は統合失調症で生じる症状の一つですが，抗精神病薬の長期投与による中脳皮質系の過剰抑制も発現要因になっています．ただし，第一世代薬に比べて第二世代薬では発現しにくいとされています．過鎮静も陰性症状を生じる補助要因の一つとなりますので，陰性症状に対しては，抗精神病薬の用量調整や鎮静作用の弱い薬剤への変更も有用です．

◆ 認知機能障害

認知機能障害によって，日常生活・社会活動にさまざまな支障をきたすことがあります．統合失調症では陽性症状に先んじて非薬物的に発現すると考えられていますが，抗精神病薬（特に鎮静作用や抗コリン作用が強い薬剤群）の使用によっても認知機能の障害が引き起こされます．

◆ 薬物治療の開始は早ければ早いほど予後がよい

統合失調症は多くの精神疾患と同じように慢性化の経過を辿る場合も少なくはありません．再発や再燃が繰り返されると脳機能が低下するばかりでなく，寛解状態に至っている時期も短くなり，部分寛解や非寛解となる割合が増加することが知られています．発症初期から数年間の経過を可能な限り良好に維持できれば，中・長期的予後が改善される可能性があるため，この時期に最善の治療・支援を提供することが重要であるとされています．

用量を調節する・切り替える（スイッチング）

副作用発現などによって用量を調整したり，効果不十分などで薬剤のスイッチング（変更）が必要になったりする場合があります．抗精神病薬のスイッチングでは，等価換算表を用いて，変更前後で同じ程度の効果（力価）が期待できる用量を選びます．抗精神病薬の等価換算法として汎用されているのが，クロルプロマジン等価換算（CP換算，表3）やリスペリドン等価換算です[13, 14]．

表3　主な抗精神病薬のクロルプロマジン等価換算（CP換算）

薬剤名（一般名）	薬剤名（主な商品名）	換算量〔mg〕
第一世代抗精神病薬		
ハロペリドール	セレネース®	2
ペルフェナジン	ピーゼットシー®	10
ゾテピン	ロドピン®	66
クロルプロマジン（基準）	コントミン®	100
レボメプロマジン	ヒルナミン®，レボトミン®	100
スルピリド	ドグマチール®	200
第二世代抗精神病薬：セロトニン・ドパミン遮断薬（SDA）		
リスペリドン	リスパダール®	1
パリペリドン	インヴェガ®	1.5
ブロナンセリン経口剤	ロナセン®	4
ペロスピロン	ルーラン®	8
ブロナンセリン貼付剤	ロナセン®テープ	20
第二世代抗精神病薬：多元受容体作用抗精神病薬（MARTA）		
オランザピン	ジプレキサ®	2.5
アセナピン	シクレスト®	2.5
クロザピン	クロザリル®	50
クエチアピン	セロクエル®	66
第二世代抗精神病薬：ドパミン受容体部分作動薬		
アリピプラゾール	エビリファイ®	4

換算量とは，基準となるクロルプロマジン100mgと同等の効果を発揮する用量を示す．

（文献13を参考に作成）

ここでは，スイッチングの代表的な3つの方法を説明します．

◆ 急速中断漸増法

　スイッチング前の薬剤で有害事象が生じている場合や，その薬剤の半減期が非常に長い場合に急速中断漸増法が用いられます．使用していた薬剤を即時に中断し，新しい薬剤を徐々に増やしていく方法です．悪性症候群など重篤な副作用がある場合には，切り替え前の薬剤の中止と切り替え後の薬剤の投与開始までに休薬期間を設ける場合もあります．離脱症状がみられる場合には時間をかけて切り替えを行う必要があります．

◆ 漸減漸増法

漸減漸増法とは，使用していた薬剤を徐々に減らしながら，新しい薬剤を徐々に増やしていく方法です．切り替え前後の薬剤の薬理学的プロファイル（特に受容体特性など）が類似している場合に用いられます．等価換算を用いてスイッチング期間を通して薬剤の効力を一定にする（2剤を合わせてつねに同程度の効果が得られるように用量調節をする）と，比較的安全にスイッチングが可能です．

◆ 上乗せ後漸減中止法

上乗せ後漸減中止法とは，もともと使用していた薬剤に加えて新しい薬剤を開始し，徐々に増やして必要量に達したのちに，もともとの薬剤を減らして中止する方法です．切り替え前後の薬剤の薬理学的プロファイルが異なる場合に用いられます．切り替え中は抗精神病薬の全投与量が一時的に増加するため，EPSなどの有害事象に注意が必要です．

アドヒアランスを阻害する要因を取り除く

患者さんの症状やライフサイクルを考慮しながら，本人の希望にできるだけ寄り添った薬剤や用法の選択を心がけましょう．共有意思決定（SDM）などの手法を用いながら，治療戦略（薬剤選択，剤形選択，投与回数やタイミングなど）を患者さんに提示して，よりよい処方内容を提案していきましょう．

用語解説：SDM（shared decision making）

SDMは日本語で「共同意思決定」と翻訳されています．医師や薬剤師などの医療従事者の専門家と当事者である患者が，治療のゴールや希望，治療における互いの役割について話し合い，ともに適切な治療を見つけだす過程です[15]．患者さんが何に不満をもっているかを確認していく方法には，DAI-10（薬に対する構えの調査票）[16, 17]という評価尺度が使用されます．DAI-10では患者の自覚的薬物体験を確認でき，服薬に対する不満が，どのような問題点（副作用，効果不十分，病識のなさ，偏見など）に基づいているのかが評価可能です．臨床現場でも使用しやすいよう，自記式で10分程度の時間で回答が可能な形式として，もともと30問あった設問を10問に短縮しています．設問は大きく，①薬剤に対する印象，②副作用，③効果，④病識に関しての項目になっています．実施することで，服薬しない理由を探れるほか，指導や教育によって服薬に対する意識がどのように変化したかを確認することも可能で，さまざまな用途で利用できます．

見逃してはいけない副作用とその対処法

抗精神病薬は，重篤な副作用をもつ取り扱いが難しい薬剤群で，すべてハイリスク薬に指定さ

れています．現在では第二世代抗精神病薬の使用が主軸になったため薬物療法におけるさまざまな重篤な副作用は軽減されていますが，相変わらず副作用に注意が必要なことには変わりがない薬物群です．

◆ 錐体外路症状（EPS）

EPSは，抗精神病薬の使用によって引き起こされる重篤な副作用の一つです．顔や手足の筋肉がこわばったり，手足がふるえたりなどの運動障害が生じます．第一世代薬では回避できない副作用でしたが，第二世代薬では軽減・回避が可能になっています．しかし，第二世代薬であってもEPSが発現する可能性があり，引き続き注意が必要です．特にリスペリドンなどSDAは比較的高いリスクを有しているといわれています[18]．

◆ 心電図異常（QT延長）

心電図上のQT時間が延長すると，致死的な不整脈を引き起こすリスクが高くなります．第二世代薬は第一世代薬に比してQT延長のリスクは低いとされてきましたが，近年報告された大規模コホートでは同等であるとの報告もあります[19]．また，抗精神病薬の多剤大量投与によって，心電図異常（QT延長症候群）や致死性不整脈以外にも，深部血栓・肺塞栓症などによる突然死の発生リスクが増加することが知られています．

◆ 起立性低血圧

抗精神病薬の多くはアドレナリンα_1受容体拮抗作用をもちます．この作用は鎮静効果だけでなく，起立性低血圧（立ち上がったり起き上がったりした際に立ちくらみやふらつきがみられる症状）などの発現に関与します．起立性低血圧は，抗精神病薬による循環器系副作用の一つとして留意するだけでなく，転倒のリスク因子になりうる副作用であるため，その点にも注意をしていく必要があります．

◆ 高プロラクチン血症

プロラクチンの分泌は，脳下垂体のD_2受容体で制御されます．抗精神病薬を使用すると，主な作用であるD_2受容体の遮断により，プロラクチンの分泌が制御されず過剰になり，高プロラクチン血症が起こります．女性では胸の張りや母乳の分泌，月経異常・不妊など，男性では女性化乳房や性機能障害などが生じ，長期的には骨粗鬆症や心血管疾患のリスクになります．発症リスクの高い薬剤群（表4）を使用している場合には，血中プロラクチン値を定期的に測定し，異常高値が認められた場合には，被疑薬の減量，もしくは他剤への切替えを検討しましょう．

◆ 糖代謝異常・糖尿病

初発精神病性障害を対象としたメタ分析の結果から，第一世代薬と比較して，第二世代薬で

表4 高プロラクチン血症を引き起こしやすい薬剤（ドパミン受容体拮抗作用をもつ薬剤）

作用器官による分類	薬効分類	薬剤例
精神神経用薬	抗精神病薬	ハロペリドール，リスペリドンなど
	抗うつ薬	アミトリプチリンなど
	その他	スルピリド
消化器管用薬	H_2受容体拮抗薬（H_2ブロッカー）	シメチジン，ニザチジンなど
	制吐薬	ドンペリドン，メトクロプラミドなど
	その他	スルピリド

有意な体重増加が認められています．オランザピン，クエチアピンは，糖尿病に対して禁忌です．また，クロザピンおよびアリピプラゾールは，警告欄に血糖値・糖尿病に関する記載があります．

◆ 悪性症候群

　悪性症候群は抗精神病薬の投与中に起こりうる，対応が遅れると死に至る可能性がある重篤な副作用で，無動・緘黙，発汗，頻脈，筋固縮などの症状がみられます．早期診断と迅速な対応が重要です．発症時の対応としては，薬剤を中止すること，体温を下げることがあげられますが，重症度が高い場合にはダントロレンを使用することがあります．

（三輪高市）

文献
1) Scherk H, et al：Arch Gen Psychiatry, 64：442-455, 2007.
2) Tohen M, et al：Arch Gen Psychiatry, 60：1079-1088, 2003.
3) Young AH, et al：J Clin Psychiatry, 71：150-162, 2010.
4) Loebel A, et al：Am J Psychiatry, 171：160-168, 2014.
5) エビリファイ®持続性水懸筋注用300mg，400mgインタビューフォーム，2023年10月改訂（第9版）
6) 鳥山陽子ほか：IRYO，66：270-275，2012.
7) 猪飼紗恵子：臨床精神薬理，16：1151-1157，2013.
8) Navari RM, et al：J Support Oncol, 9：188-195, 2011.
9) Tan L, et al：J Exp Clin Cancer Res, 28：131, 2009.
10) Mizukami N, et al：J Pain Symptom Manage, 47：542-550, 2014.
11) 日本緩和医療学会ガイドライン統括委員会編：がん患者の消化器症状の緩和に関するガイドライン2017年版，金原出版，2017.
12) 塩川 満ほか：日本緩和医療薬学会雑誌，1：83-94，2008.
13) 稲垣 中ほか：臨床精神薬理，15：397-404，2012.
14) 稲垣 中ほか：向精神薬の等価換算，星和書店，1999.
15) National Institute for Health and Clinical Excellence（NICE）：Shared decision making. Available at：https://www.nice.org.uk/about/what-we-do/our-programmes/nice-guidance/nice-guidelines/shared-decision-making（閲覧日：2024年1月）
16) Hogan TP, et al：Psychol. Med, 13：177-183, 1983.
17) 宮田量治：精神神経学雑誌，98：1045-1046，1996.
18) 尾鷲登志美：日本臨牀，77（増刊号3）：294-298，2019.
19) Ray WA, et al：N Engl J Med, 360：225-235, 2009.

抗うつ薬

作用点の違いを比較する

　最初に，脳内での神経伝達物質のはたらきについて確認しておきましょう.

　外界から得られるさまざまな情報は，末梢の感覚神経を起点に脳内の神経細胞の神経軸索を電気刺激として伝導されます．その電気刺激が樹状突起の先端にあるシナプス付近に到達すると，シナプス小胞からシナプス間隙に神経伝達物質が遊離され，シナプス後神経細胞の膜上にある神経伝達物質受容体に結合して次の神経細胞に情報を伝達していきます．シナプス間隙に放出された神経伝達物質は，各受容体に作用した後，一部は細胞膜外にある代謝酵素によって不活性化されますが，一部はシナプス前膜にある細胞膜トランスポーターを介して神経終末内に再び取り込まれ，神経終末内の代謝酵素によって代謝されるか，シナプス小胞に取り込まれて神経伝達物質として再利用されます.

　うつ病患者では，シナプス間隙のモノアミンの量が減少し，次の神経への情報量が減少してしまうことで，モノアミン神経系の活性が低くなり，うつ病を引き起こしていると考えられています（モノアミン仮説）.

　現在，わが国ではうつ病・うつ状態を効能または効果とする薬剤が23種類販売されており（表1），これらのうち，抗精神病薬に分類されるスルピリド，アリピプラゾール，ブレクスピプラゾールを除く抗うつ薬の主な作用機序は脳内の細胞外セロトニン，ノルアドレナリン，ドパミンの濃度の増加にあります.

　うつ病の症状は正の感情の減少または負の感情の増加と考えられており，正の感情の減少には，幸せや喜び・興味・楽しみ・気力・熱意・自信などの喪失が，負の感情の増加には，抑うつ気分や罪責感，不安，寂寥感，嫌悪感，恐怖，敵意などがあります．この正の感情の減少にはドパミン神経系とノルアドレナリン神経系の機能障害が，負の感情の増加にはセロトニン神経系とノルアドレナリン神経系の機能障害が関連しており，それぞれの神経系が別々に機能するというより，協調して作用しています（図1）.

　モノアミン酸化酵素阻害薬以外の新しく開発されてきた抗うつ薬の作用機序には，①～③があります.

　①モノアミン再取り込み阻害薬

　②モノアミン受容体作動薬

　③モノアミン再取り込み阻害・受容体作動薬

表1 わが国で販売されているうつ病・うつ状態を効能・効果とする薬剤

分　類		一般名
選択的セロトニン再取り込み阻害薬（SSRI）		・フルボキサミン　・パロキセチン　・セルトラリン ・エスシタロプラム
セロトニン再取り込み阻害作用/ セロトニン受容体調節作用薬（S-RIM）		・ボルチオキセチン
セロトニン・ノルアドレナリン再取り込み阻害薬 （SNRI）		・ミルナシプラン　・デュロキセチン　・ベンラファキシン
ノルアドレナリン作動性/ 特異的セロトニン作動性抗うつ薬（NaSSA）		・ミルタザピン
トリアゾロピリジン系		・トラゾドン
四環系		・マプロチリン　・ミアンセリン　・セチプチリン
三環系	第二世代	・ドスレピン　・ロフェプラミン
	第一世代	・イミプラミン　・クロミプラミン　・アミトリプチリン ・ノルトリプチリン　・トリミプラミン
ベンザミド系抗精神病薬		・スルピリド
ドパミン部分作動薬		・アリピプラゾール　・ブレクスピプラゾール

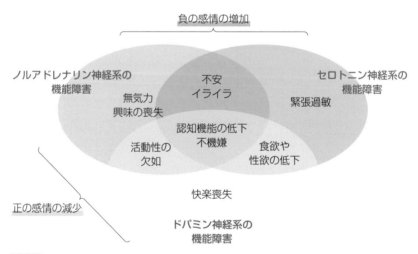

図1 モノアミン神経系の機能障害とうつ病の症状との関連

　①モノアミン再取り込み阻害薬には，SSRIやSNRI，三環系抗うつ薬などの多くの抗うつ薬が含まれます．②モノアミン受容体作動薬にはミルタザピンやセチプチリンが，③モノアミン再取り込み阻害・受容体作動薬にはトラゾドンやボルチオキセチンが含まれます．これらの作用の違いはモノアミントランスポーターや各種受容体への親和性に現れています．図2[1,2]に示すSSRI（パロキ

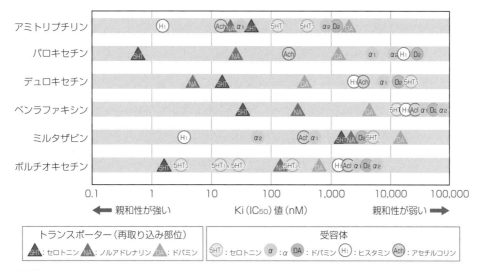

図2　抗うつ薬のトランスポーター・受容体に対する親和性（*in vitro*）

（文献1，2より作成）

セチン）やSNRI（デュロキセチン，ベンラファキシン），三環系抗うつ薬（アミトリプチリン）などの①モノアミン再取り込み阻害薬では，対象となるモノアミントランスポーターへの親和性が高くなっていますが，②モノアミン受容体作動薬であるミルタザピンでは，ヒスタミンH_1受容体やアドレナリンα受容体への親和性が各モノアミントランスポーターよりも高くなっています．また，③モノアミン再取り込み阻害・受容体作動薬であるボルチオキセチンでは，セロトニン関連の受容体やトランスポーターの親和性が高くなっています．

◆ モノアミン再取り込み阻害薬

　多くの抗うつ薬は，上述の神経伝達物質であるセロトニン・ノルアドレナリン・ドパミンのいずれか，またはこれらの何種類かに対して，シナプス前神経にあるモノアミントランスポーターに作用して，標的とする神経伝達物質の再取り込みを阻害することで抗うつ効果を発揮します．SSRIはセロトニントランスポーター阻害に対して選択性が高く，SNRIはセロトニンとノルアドレナリンのトランスポーターを強く阻害します（図3）．

◆ モノアミン受容体作動薬

　モノアミン受容体作動薬はモノアミントランスポーターに直接作用を及ぼさずにモノアミン神経伝達を改善して抗うつ効果を発揮します．モノアミン受容体作動薬の代表的な薬剤にノルアドレナリン・特異的セロトニン作動性抗うつ薬（NaSSA）であるミルタザピンがあります．

　ミルタザピンは脳内のシナプス前α_2アドレナリン自己受容体，ノルアドレナリン細胞体に存在するα_2アドレナリン自己受容体，シナプス前α_2アドレナリンヘテロ受容体，5-HT_2受容体および

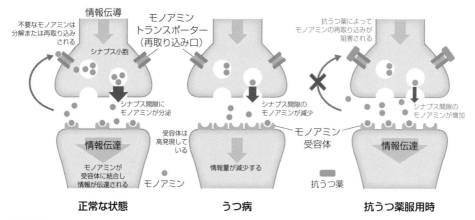

図3 うつ病の神経伝達とモノアミン再取り込み阻害薬の作用

5-HT$_3$受容体に作用します。ミルタザピンはノルアドレナリン神経シナプス前α_2アドレナリン自己受容体やノルアドレナリン神経細胞体に存在するα_2アドレナリン自己受容体を遮断することによりノルアドレナリン神経を活性化し、シナプス間隙へのノルアドレナリンの遊離が促進されることでノルアドレナリン神経系を活性化します。また、ノルアドレナリンはセロトニン神経の活性化と5-HT神経シナプス前α_2アドレナリンヘテロ受容体の遮断によってセロトニンのシナプス間隙への遊離が促進されます。ミルタザピンはセロトニン神経のシナプス後膜上にある5-HT$_2$および5-HT$_3$受容体を遮断することで、遊離された5-HTが抗うつ効果が得られる5-HT$_1$受容体を選択的に活性化します（図4）。

◆ モノアミン再取り込み阻害・受容体作動薬

ボルチオキセチンはセロトニントランスポーターに作用するだけでなく、セロトニン5-HT$_1$，5-HT$_2$，5-HT$_3$，5-HT$_7$などのさまざまなセロトニン受容体に作用します。それぞれの受容体への作用とその効果を表2に示します。

このことからボルチオキセチンはセロトニン再取り込み阻害作用・セロトニン受容体調節作用を有する抗うつ剤でS-RIM（serotonin reuptake inhibitor and serotonin modulator）と称されています。

病態に合わせて薬を選ぶ

抗うつ薬の投与を考えるうえで、うつ病の重症度を評価することは重要です。

中等度を越えるうつ病については薬物療法が治療の中心となりますが、軽症の場合には可能な限り非薬物療法薬物療法による治療を優先します。軽症であっても効果と有害事象をよく考えたうえで抗うつ薬による治療が必要であると判断された場合には、抗うつ薬を慎重に投与しなければな

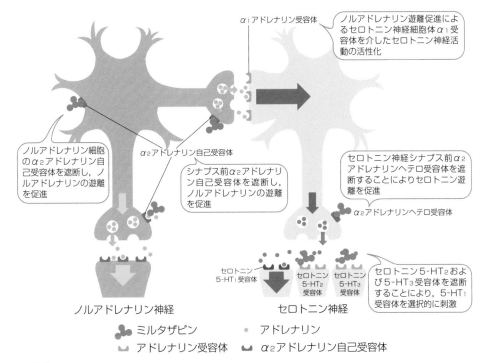

図4 ミルタザピンの作用機序

表2 ボルチオキセチンが作用するセロトニントランスポーターと受容体の効果

	標 的	作 用	推定される効果
トランスポーター	セロトニントランスポーター	阻害作用	・抗うつ作用 ・抗不安作用
受容体	セロトニン5-HT$_3$受容体	アンタゴニスト	・制吐作用 ・抗うつ・抗不安作用の可能性 ・記憶・学習への効果の可能性
	セロトニン5-HT$_{1A}$受容体	アゴニスト	・抗うつ作用 ・抗不安作用 ・性機能障害の副作用改善の可能性
	セロトニン5-HT$_7$受容体	アンタゴニスト	・記憶・学習への効果の可能性
	セロトニン5-HT$_{1B}$受容体	部分アゴニスト	・モノアミン，アセチルコリン，グルタミン酸，GABAの放出調整 （ただし，臨床的影響は不明）
	セロトニン5-HT$_{1D}$受容体	アンタゴニスト	

りません.

　また，うつ病の診断を満たさない抑うつ状態では，抗うつ薬とプラセボの間で治療反応性に対する差はほとんど認められません.

　図5で示すように，うつ病の諸症状はセロトニン神経系，ノルアドレナリン神経系，ドパミン神経

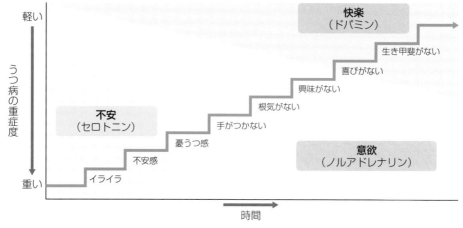

図5 うつ病の治療経過と症状

（文献3より作成）

系のいずれかまたはいくつかの神経系の機能障害よって引き起こされると考えられています．問題となっているうつ病の症状から調整すべき神経伝達物質を類推することは，薬剤選択の第一歩となります．うつ病の治療過程において，症状の改善は①不安，②意欲，③快楽の順に段階的に進行していくとされていますが（図5）[3]，これらの症状改善の段階はそれぞれ，①セロトニン神経系，②ノルアドレナリン神経系，③ドパミン神経系に関連した症状と対応しており，治癒経過も有効性の高い抗うつ薬を選択する基準の一つとなります．

　また，抗うつ薬をうつ病・うつ状態以外の不安障害などで使用する場合には，それぞれの薬剤で適応症が異なっています（表3）．

リスク因子を考慮して選ぶ・使う

◆ 患者の精神的リスクによる使い分け

　精神疾患の特徴として，症状は同じようにみえたとしても，その原因となる疾患が異なることがあります．これによって，ときには有効な治療や薬剤と判断したものが，病状の悪化につながる危険を秘めています．そのため，抗うつ薬の投与が必要かどうかを考えるうえで，正確な診断が非常に重要となります．

　特に重要なこととして，双極性障害のうつ相と単極性うつ病の鑑別があげられます．両者は区別される疾患ですが，うつ病エピソードは，双極性障害の初発症状である可能性があり，抗うつ薬単独で治療した場合，躁転や病相の不安定化を招きます．

　そのため，病前性格などについて丁寧に問診することによって双極性障害を適切に鑑別することが重要です．双極性障害のうつ相の治療では気分安定薬や第二世代抗精神病薬と新規抗うつ薬が併用されることがありますが，この場合においても，躁転のリスクを評価しながら使用されます．

表3 新規抗うつ薬の適応症

分類		SSRI				S-RIM	SNRI			NaSSA
一般名		フルボキサミン	パロキセチン*1	セルトラリン	エスシタロプラム	ボルチオキセチン	ミルナシプラン	デュロキセチン	ベンラファキシン	ミルタザピン
適応症	うつ病・うつ状態	●	●	●	●	●	●	●	●	●
	強迫性障害	●	●							
	社会不安障害	●	●		●					
	パニック障害		●	●						
	外傷後ストレス障害		●	●						
	疾患*2 による疼痛							●		

*1：普通錠　SR錠はうつ病・うつ状態のみ　適応症によって用量が異なる場合がある
*2：糖尿病性神経障害・線維筋痛症・慢性腰痛症・変形性関節症
SSRI：選択的セロトニン再取り込み阻害薬，S-RIM：セロトニン受容体調節作用薬，SNRI：セロトニン・ノルアドレナリン再取り込み阻害薬，NaSSA：特異的セロトニン作動性抗うつ薬

（添付文書より作成）

◆ 患者の身体的リスクによる使い分け

　併存する身体疾患が原因で抗うつ薬の体内動態に影響し，その結果，有害事象につながる場合があります（表4）．腎機能障害，肝機能障害，循環器系疾患，年齢について考えます．これ以外にも，抗うつ薬の副作用で併存身体疾患の悪化が起きる可能性にも注意が必要です．例えば，ミルタザピンは食欲を亢進させることがあるため，肥満や糖尿病の悪化につながる可能性があり，薬剤選択の際に配慮する必要があります．

　新規抗うつ薬では，セルトラリンとボルチオキセチンを除くすべての薬剤において程度に差はありますが腎機能障害の可能性があり，投与には慎重を期するように注意が促されています．特にデュロキセチンとベンラファキシンは重度の腎機能障害の患者に禁忌となっています．また，ベンラファキシンは透析中の患者にも禁忌となっており，その理由にはベンラファキシンのクリアランスが低下して血中濃度が上昇するおそれがあることに加え，ベンラファキシンが透析ではほとんど除去されないことがあげられます．

　肝機能障害がある患者に対しては，すべての新規抗うつ薬において血中濃度の上昇やAUCの増大，血中半減期の延長などから慎重投与となっています．とくにデュロキセチンとベンラファキシンは腎機能障害と同様に重度の肝機能障害の患者にも禁忌となっています．また，エスシタロプラムとベンラファキシンでは，肝機能異常に関連して投与量の減量が添付文書に記載されています．

表4　新規抗うつ薬投与時に注意すべき身体疾患

分類	SSRI				S-RIM	SNRI			NaSSA
一般名	フルボキサミン	パロキセチン	セルトラリン	エスシタロプラム	ボルチオキセチン	ミルナシプラン	デュロキセチン	ベンラファキシン	ミルタザピン
肝障害	△	△	△	△		△	◎	◎	△
腎障害	▲	▲		▲		△	◎	◎	△
透析								●	
高血圧						△	△	△	
心不全	△			△		△	△	△	△
QT延長	△		△	●				△	△
出血素因	△	△	△		△	△		△	△
尿閉・排尿障害						●	△	△	△
緑内障	△	△	△		△	△	★	△	△

（※左端に縦書き「身体疾患」）

△：慎重投与　▲：高度障害慎重投与　●：禁忌　◎：高度障害禁忌
★：コントロール不良の閉塞隅角緑内障に禁忌
SSRI：選択的セロトニン再取り込み阻害薬，S-RIM：セロトニン受容体調節作用薬，SNRI：セロトニン・ノルアドレナリン再取り込み阻害薬，NaSSA：特異的セロトニン作動性抗うつ薬

　循環器疾患患者に新規抗うつ薬を投与する場合には，抗うつ薬が直接的に循環器系に影響を及ぼす場合と，他の内服薬との相互作用によって間接的に影響を及ぼす場合が考えられます．直接的な影響については，三環系抗うつ薬と比較すると新規抗うつ薬は心毒性が少なく安全に用いることができますが，ほとんどの新規抗うつ薬では，著明な徐脈などの不整脈またはその既往歴のある患者，QT延長またはその既往歴のある患者，QT延長を起こすことが知られている薬剤を投与中の患者，うっ血性心不全の患者などに慎重投与となっています．特にエスシタロプラムについては，QT延長のある患者（先天性QT延長症候群など）においては，torsades de pointesを含む心室頻拍や心電図QT間隔の過度な延長を起こすことがあるため禁忌となっています．

　また，SSRIとベンラファキシンでは，血小板のセロトニン再取り込みにも影響して血小板凝集を阻害することから，出血の危険性を高める薬剤を併用している患者，出血傾向または出血性素因のある患者では，皮膚や粘膜の出血，鼻出血，消化管出血などの出血傾向の増強が報告されており，慎重投与となっています．

　間接的な影響としては，肝代謝酵素のシトクロムP450（CYP）とP糖タンパク質への影響があります．多くの新規抗うつ薬は程度の差はあるもののCYPの阻害作用を有しています．とくにフルボキサミンとパロキセチンは広範囲にわたってCYPの阻害作用をもちます．循環器疾患の治療に用いられる薬剤の多くはCYP3A4，2D6，2C9などによって代謝されるため，併用薬には注意が

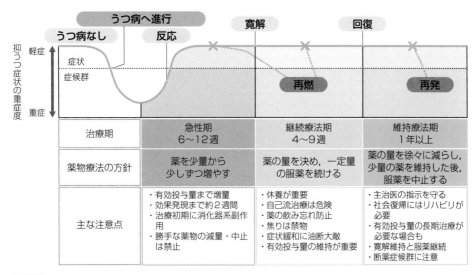

図6　うつ病の治療段階

（文献4より引用）

必要です．また，Ｐ糖タンパク質は小腸上皮細胞をはじめ，腎臓，血液脳関門などさまざまな臓器の細胞膜上に存在して細胞毒性を有する化合物などを細胞外へ排出させるタンパク質です．セルトラリンやパロキセチンはＰ糖タンパク質を阻害しますので，抗がん薬や免疫抑制薬，強心配糖体や抗不整脈薬などのＰ糖タンパク質で排泄される薬剤の血中濃度を上昇させる可能性があります．

用量を調節する・切り替える

　標準的なうつ病の薬物療法スケジュールを図6[4)]に示します．

　急性期には抗うつ薬による薬物療法が開始されます．抗うつ薬は単剤での使用を基本とし，第一選択薬を十分量・十分期間使用しますが，投与初期にみられることが多い副作用に注意するため，少量から投与を開始し，可能な限り速やかに漸増していきます．抗うつ薬の選択では，抗コリン作用や循環器系への影響が少ない新規抗うつ薬（SSRI，SNRI，NaSSA，S-RIM）が推奨されています．第一選択薬に反応があるかどうかを判断する期間については少なくとも2〜3週間の期間が必要となることが多くみられます．治療効果がみられるようであれば，服用中の抗うつ薬を有害事象が問題にならない範囲で十分用量まで増量します．低用量のままで継続使用していると，用量不足によって反応がないのか，観察期間不足によって反応がないのかを判断することが難しくなります．副作用が強く服薬の継続が困難な場合には，薬剤の変更または副作用を改善する薬剤を投与します．また薬剤の投与量をいったん減量して経過を観察する場合もあります．

　効果があまりみられない場合には，まず服薬状況の確認が重要となります．場合によっては家

族などの周囲の協力者に服薬の管理を依頼するなどの配慮を行うなどの対応が必要になります．また，療養環境や休息の状況についても問題がない場合には，薬剤の変更を考慮します．

◆ 増強療法

　投与中の抗うつ薬に他の薬剤を追加する増強療法に用いられる薬剤には，第二世代抗精神病薬や炭酸リチウム，甲状腺ホルモン，気分安定薬などがあげられます．これらのうち，第二世代抗精神病薬のアリピプラゾール，ブレクスピプラゾール以外は現時点では保険適用外となっています．

　第二世代抗精神病薬による抗うつ薬の増強作用は精神病症状が確認できない症例でも増強効果が得られることがあります．アリピプラゾールとブレクスピプラゾールは抗うつ薬の増強療法の適用を有する抗精神病薬です．抗精神病薬を増強療法として用いる場合には，一般に双極性障害や統合失調症よりは少量で使用します．ただし，抗精神病薬による体重増加，耐糖能異常，脂質異常症，高プロラクチン血症，性機能障害，アカシジアや遅発性ジスキネジアなどの錐体外路症状，悪性症候群，QT延長といった有害事象のリスクを慎重に考慮し，安易な併用は控えるべきです．

　炭酸リチウムはSSRIの増強作用が示されているものの，適切な投与量や有効血中濃度はいまだに示されてはいません．また，SSRIやSNRIとの併用でセロトニン症候群が起こりやすいとされており，注意が必要です．さらにリチウムは有効血中濃度と中毒濃度が近接しており血中濃度を定期的に測定していく必要があります．

アドヒアランスを阻害する要因を取り除く

　抗うつ薬のアドヒアランスを阻害する要因の一つに，効果よりも悪心などの消化器症状の有害事象の方が投与開始後の早い時期に発現することがあります（表5）[5]．そのため，患者・家族には投与開始初期には消化器症状が現れる可能性を事前に説明し，アドヒアランスの低下を避ける必要があります．抗うつ薬の投与量は少量から開始し，可能な限り速やかに漸増を進めますが，投与開始後の有害事象が強く服薬継続が困難な場合には，副作用を改善する薬剤を投与するか，薬剤の投与量をいったん減量して経過を観察する場合もあります．また，ミルタザピンの傾眠については投与初期に発現しますが，経過とともに改善していくことが多くみられます．

　服用の経過とともに現れる有害事象のうち，食欲増進に伴う体重増加や男性の性機能障害はアドヒアランスを低下させる大きな要因となります．これらの有害事象が起こった場合にも自己判断で服薬を中止しないことを説明するとともに，これらの有害事象について話しやすい環境の整備や関係づくりも重要です．

表5　新規抗うつ薬における有害事象の発現頻度

分　類	一般名	悪心	便秘症	下痢	口喝	頭痛	めまい	傾眠	不眠	発汗	食欲増進	体重増加	男性性機能障害
SSRI	エスシタロプラム	+											+
	フルボキサミン	++	+		+		+	+	+	+			
	パロキセチン	+	+	+	+	+	+	+	+				+
	セルトラリン	+		+	+	+	+	+					
SNRI	デュロキセチン	+	+		+				+				+
	ミルナシプラン	+											
	ベンラファキシン	++			+	+	+			+			+
NaSSA	ミルタザピン		+		+			++			+	+	
SRIM	ボルチオキセチン*	+											

　　　□：0～9%　　＋：10～29%　　＋＋：30%以上
＊：10mg投与時

（文献5より一部変更し作成）

見逃してはいけない副作用とその対処法

◆ セロトニン症候群

　セロトニンを増加させる薬剤を追加・増量した後に，シナプス後膜のセロトニン受容体への刺激が増大して，精神症状，神経・筋症状，自律神経症状など，種々の症状がみられることがあり，これをセロトニン症候群といいます．セロトニン症候群は，服薬後数時間以内に症状が現れることが多くありますが，一般的に予後はよく，原因薬剤の中止と補液や体温冷却などの保存的な治療によって，70%の症例は発症24時間以内に改善するといわれています．軽症例では，頻脈，発汗，散瞳，間欠的な振戦・ミオクローヌス，精神症状の変化などがみられ，発熱はないか軽度であり，入院を必要としないことがほとんどです．しかし，中等度以上の症例になると，腱反射亢進，持続的なミオクローヌス・振戦に筋強剛が加わり，発熱も40℃近くになるとされており，さらに40℃以上の高熱が持続する場合は，横紋筋融解症，腎不全，播種性血管内凝固症候群などの重篤な合併症を発現する可能性が高くなることから，合併症に対する治療が必要になってきます．セロトニン症候群との鑑別が必要な疾患としては，悪性症候群，甲状腺クリーゼ，脳炎，中枢性抗コリン薬中毒，抗うつ薬の中断症候群，アルコール離脱症候群などがあります（表6）[6]．

	セロトニン症候群	悪性症候群
原因	セロトニン作動薬の追加投与や投与量の増加に伴う	抗精神病薬や抗うつ薬などの服用あるいは悪性症候群を惹起しうる薬物の投与に伴う
主な臨床症状など	①精神状態の変化（錯乱，軽躁状態） ②興奮 ③ミオクローヌス ④反射亢進 ⑤発汗 ⑥悪寒 ⑦振戦 ⑧下痢 ⑨協調運動障害 ⑩発熱	①急性の発熱 ②意識障害 ③錐体外路症状（筋強剛，振戦，ジストニア，構音障害，嚥下障害，流涎など） ④自律神経症状（発汗，頻脈・動悸，血圧変動，尿閉など） ⑤横紋筋融解 ⑥ミオグロビン尿・血中ミオグロビンの高値

表6 セロトニン症候群と悪性症候群の比較

（文献6より引用）

◆ 中断症候群

　抗うつ薬の急激な中断によって中断症候群が発症することがあります．中断症候群の症状としては，インフルエンザ様症状，不眠，悪心・嘔気，めまい・ふらつき，知覚異常，過覚醒などがあげられ，抗うつ薬を急激に中断した場合にはこれらの発現率は40％に上るとされています．しかし，抗うつ薬の急激な中断以外にも減薬の過程で中断症候群が発現する場合もあります．減量方法ついては明確に規定されていませんが，1ヵ月あたり抗うつ薬総量の25％の減量を4ヵ月以上かけて行うことが望ましいとされています．

◆ アクティベーション症候群

　投与初期にみられる副作用には，SSRIやSNRIの消化器症状やNaSSAの傾眠があげられますが，これ以外にも循環器系の副作用やアクティベーション症候群とよばれる焦燥感や不安感の増大，不眠，パニック発作，アカシジア，敵意・易刺激性・衝動性の亢進，躁・軽躁状態などの精神症状にも注意していく必要があります．

（中村友喜）

文献　1）樋口輝彦監：精神科のくすりハンドブック，第3版，総合医学社，2020.
　　2）トリンテリックス®錠10mg/20mg，医薬品インタビューフォーム，2021年12月改訂（第6版）.
　　3）白川 治：Clinical Neuroscience，22：202-207，2004.
　　4）中村友喜：Rp.+（レシピプラス），18：68，2019.
　　5）Kennedy SH, et al：Can J Psychiatry, 61：540-560, 2016.
　　6）中村友喜：薬局，74，685-687，2023.

気分安定薬

作用点の違いを比較する

　気分安定薬は，主に双極性障害（躁うつ病）の治療薬として用いられる薬剤で，正確な定義はないものの，おおむね躁状態やうつ状態，あるいはその再燃抑制に保険適用がある炭酸リチウム（Li）と一部の抗てんかん薬〔バルプロ酸ナトリウム（VPA），カルバマゼピン（CBZ），ラモトリギン（LTG）〕のことを指すのが一般的です．

　そもそも，双極性障害の病態についてはいまだに有力な仮説も存在しないのが現状です．そのため，どのような作用機序をもって有効であるかは不明点が多いですが，医薬品添付文書やインタビューフォーム，あるいは基礎研究からの報告によれば，次のようなものが作用点として関連している可能性があります．

◆ 炭酸リチウム

　炭酸リチウム（Li）は，作用本体はLi^+というアルカリ金属イオンで大変単純なものですが，いまだにその主たる標的酵素や作用メカニズムは明らかになっていません．イノシトールモノフォスファターゼ[1]もしくはグリコーゲン合成酵素キナーゼ3β（GSK-3β）[2]が有力視されており，それらを介してイノシトールリン脂質作動系およびアデニル酸シクラーゼ-cAMP作動系に対して作用しているというのが定説になります．しかし，実際にそれらが双極性障害に対するLiの作用の本質であるかについてはいまだに有力な仮説に乏しいです．

◆ バルプロ酸ナトリウム

　バルプロ酸ナトリウム（VPA）は，脳内のγ-アミノ酪酸（gamma amino butyric acid：GABA）濃度，ドパミン濃度を上昇させるとともにセロトニン系の代謝をも促進させます．本剤のGABA濃度の上昇は，GABAトランスアミナーゼおよびコハク酸セミアルデヒドデヒドロゲナーゼの抑制ならびにグルタミン酸デカルボキシラーゼの活性化によるものと推定されています．VPAの作用機序はいまだ確立されていませんが，神経伝達物質への作用を介した脳内の抑制系の賦活作用によるとの説が有力であり，また，VPAの作用は代謝産物によるものではなく，主としてVPA自体の作用によるものと考えられています．抗躁作用および片頭痛発作の発症抑制作用についてもGABA神経伝達促進作用が寄与している可能性が考えられています[3]．

◆ カルバマゼピン

カルバマゼピン（CBZ）は，神経細胞の電位依存性ナトリウムチャネルの活動を制限し，その過剰な興奮を抑制することにより抗てんかん作用を現すと考えられています[4]が，保険適用となっている躁状態への作用については明らかになっていません．動物実験においては，海馬からのセロトニン放出の増加が関連している可能性が示唆されています[5]が，確立された仮説とまではいえません．

◆ ラモトリギン

ラモトリギン（LTG）は，ナトリウムチャネルを頻度依存的かつ電位依存的に抑制することによって神経膜を安定化させ，グルタミン酸などの興奮性神経伝達物質の遊離を抑制することにより抗痙攣作用を示すと考えられています．しかし，双極性障害に対して効果を示す機序は明らかになっていません[6]．双極性障害のうつ状態の改善に対しては，主にシナプス後膜のAMPAグルタミン酸受容体機能を調整し，グルタミン酸作動系を調節することが関与していると考えられています[7]．

病態に合わせて選ぶ・使う

病態に合わせた気分安定薬の使い分けについては，本稿執筆時点では『日本うつ病学会診療ガイドライン―双極性障害（双極症）2023』[8]が最も参照しやすいです．実際には本稿で述べる気分安定薬と同レベルで，一部の抗精神病薬も気分安定薬的な使われ方がなされているため，あわせて表1にまとめました．

基本的には，双極性障害の急性期躁病エピソード，急性期うつ病エピソード，維持治療において気分安定薬または一部の抗精神病薬が同レベルで第一選択薬として推奨されています．

気分安定薬のうち特徴的なのは，Liはいずれの病相にも第一選択薬として推奨されている点です．明確なエビデンスはありませんが，精神科臨床では一般的に，誇大妄想や爽快気分を伴う古典的躁病エピソードにはLiが奏効しやすいことが知られており，例えば上記ガイドラインの2020年版まではその点も記載されています[9]．

その他，VPAはその鎮静作用の強さから，易怒性や暴力リスクが高いケースに用いられることが多いです．また，CBZは副作用の問題や代謝酵素誘導による薬物相互作用の問題から積極的には使用しにくい薬剤ですが，急性期躁病エピソードにおいて他剤が効果不十分であった場合には考慮されうるし，双極II型（軽躁エピソードとうつ病エピソードをくり返す）や統合失調感情障害（統合失調症と気分エピソードが伴う）など非典型例には効きやすいかもしれないという報告があります[10]．

表1 双極性障害の各病相に対して治療ガイドラインが推奨する薬剤

		急性期躁病エピソード	急性期うつ病エピソード	維持治療
気分安定薬	炭酸リチウム (Li)	1st 保険 抗精神病薬との併用を弱く推奨	1st 保険 単独または抗精神病薬との併用あるいは気分安定薬同士の併用を弱く推奨	1st 単独またはQTPかAPZとの併用を弱く推奨
	バルプロ酸ナトリウム(VPA)	1st 保険 抗精神病薬との併用を弱く推奨	—	1st 単独またはQTPかAPZとの併用を弱く推奨
	カルバマゼピン(CBZ)	保険		
	ラモトリギン (LTG)	—	1st 単独または抗精神病薬との併用あるいは気分安定薬同士の併用を弱く推奨	1st 保険 単独またはAPZとの併用を弱く推奨
抗精神病薬	クエチアピン (QTP)	1st 気分安定薬との併用を弱く推奨	1st 保険 ・徐放錠のみ保険適用 ・単独または気分安定薬との併用を弱く推奨	1st 単独またはLiかVPAとの併用を弱く推奨
	オランザピン	保険	1st 単独または気分安定薬との併用を弱く推奨	—
	アリピプラゾール(APZ)	1st 保険 気分安定薬との併用を弱く推奨		1st 保険 単独もしくはLiまたはVPAまたはLTGとの併用を弱く推奨
	ルラシドン	—	1st 保険 単独また気分安定薬との併用を弱く推奨	—
	アセナピン	1st 気分安定薬との併用を弱く推奨	—	—
	パリペリドン	1st 気分安定薬との併用を弱く推奨	—	—
	リスペリドン	1st 気分安定薬との併用を弱く推奨	—	—

1st：第一選択薬として推奨，保険：国内で保険適用を承認

（文献8を基に作成）

リスク因子を考慮して選ぶ・使う

　各薬剤の代表的な副作用と，注意すべき病態や併用薬の代表例を表2に示します．これらの病態や併用薬がある場合は，その気分安定薬が第一選択薬として推奨されていても，ほかの薬剤の方がリスク／ベネフィット比が優れていないかを慎重に検討した方がよいでしょう．

　Liは後述の血中濃度について適切に管理されていれば比較的安全な薬剤ではありますが，長期的な使用において甲状腺機能低下と腎機能低下が高頻度で発生します．そのため，すでに甲状腺機能異常や腎障害があるケースでは使いにくいです．また，脱水や表2にあげた併用薬は実臨床で遭遇しやすいものであり，Liの血中濃度を大きく変動させるため，それらが避けられないケースではより血中濃度管理に注意を払う必要があります．

　VPAがカルバペネム系抗菌薬と併用禁忌となっている理由はVPAの血中濃度が低下することによるものであり，比較的状態が安定している双極性障害患者においてはそのことでただちに病状が悪化するわけではありません．感染症治療を優先すべき病態であればそのまま併用もしくは一時的にVPAを中止することはありえます．

　また，日本うつ病学会の診療ガイドライン[8]においては妊娠や授乳に関連するリスクについても述べられており，先天異常リスクや知的発達への悪影響が報告されているLiとVPAは妊娠中や妊娠の可能性があるケースでは避けるべきとしています．さらに授乳中においてはLiとLTGは乳汁への移行性が高いため避けるべきであるともされています．なお，そのようなケースにおいては，相対的にリスクが低い第二世代抗精神病薬が使用できます．

表2　各気分安定薬の注意すべき代表的な副作用・病態・併用薬

	代表的な副作用	注意すべき病態の例	注意すべき併用薬の例
炭酸リチウム（Li）	振戦，多尿，甲状腺機能低下，副甲状腺機能亢進，腎機能低下	腎障害，甲状腺機能異常，てんかん，脱水，塩分摂取制限	NSAIDs，ARB，ACE阻害剤，SGLT2阻害剤
バルプロ酸ナトリウム（VPA）	嘔気，過鎮静，血小板減少，白血球減少，高アンモニア血症	肝障害	カルバペネム系抗菌薬，LTG
カルバマゼピン（CBZ）	めまい，SIADH，傾眠，嘔気，薬疹，スティーブンス・ジョンソン症候群	ほかに薬物治療中の疾患がある（中止しにくい併用薬がある）	CYP（特に3A4）で代謝される薬剤全般
ラモトリギン（LTG）	傾眠，めまい，皮疹，スティーブンス・ジョンソン症候群，中毒性表皮壊死融解症	過敏症の既往	VPA

SIADH：抗利尿ホルモン不適合分泌症候群，NSAIDs：非ステロイド性抗炎症薬，ARB：アンジオテンシン受容体拮抗薬，ACE：アンジオテンシン変換酵素，CYP：シトクロムP450

一方，双極性障害に関連するリスクとして自殺リスクがありますが，これに対してはLiによる治療が自殺リスク低下に寄与する可能性が示されています[11]．自殺リスクの高いケースではLiが積極的な適応となるでしょう．

用量を調節する・切り替える

気分安定薬の用量調節については，いずれの薬剤も血中濃度測定が保険適用（厳密にはLTGはてんかんのみ）となっているため，血中濃度をめやすに用量を調節することが基本となり，添付文書上の経口用量はあくまで便宜的めやすにすぎません．血中濃度はいずれもトラフ値での評価となるため，例えば朝に気分安定薬を服用している外来患者の採血を午前中に行う場合，朝ではなく，採血後に服用するよう指導する必要があります．次に，各薬剤について日本うつ病学会の診療ガイドライン[8]で推奨されている血中濃度範囲とその注意点について述べます．

◆ 炭酸リチウム（0.5～1.0 mEq/L）

一般的には0.5～1.0 mEq/Lの範囲で有効かつ安全に治療ができると思われますが，カナダのCANMATガイドライン[12]では急性期躁病エピソードは0.8～1.2 mEq/L（高齢者は0.4～0.8 mEq/L）を推奨していることからも，患者の状態や病状に合わせてどのあたりをターゲットにするかは多少変えてよいです．特に急性期ではかなり高めの血中濃度を要する場合もしばしばみられることから，添付文書にも記載されているように1.5 mEq/Lまでは治療範囲と考えます．

しかし，1.5 mEq/Lを超えると中毒の可能性があり，2.0 mEq/Lを超えるとただちに減量の必要があるなど中毒域が非常に近接しています．維持用量が定まるまでは週1回，定まって以降も2～3ヵ月に1回は血中濃度測定を行って注意深くモニタリングしなければなりません．

◆ バルプロ酸ナトリウム（50～100 μg/mL）

Liほど中毒域が近接していませんが，急性期躁病エピソードに対して血中濃度と線形の治療反応性がみられること[13]，維持治療においては50 μg/mL未満で維持するよりも50～74 μg/mLで維持する方が有意に再燃は少なかったこと[14]などの報告があります．そのため，急性期では認容できる限りなるべく高め，維持治療ではやや低めの血中濃度をターゲットとしてモニタリングすることが望ましいと思われます．

◆ カルバマゼピン（4～12 μg/mL）

あくまで抗てんかん薬としての有効血中濃度を援用している点に注意が必要です．気分安定薬として使用する場合の血中濃度と有効性の関連は明らかになっていませんが，比較的小規模な研究で7 μg/mL付近が最も有効であったとの報告があり[15]，必ずしも血中濃度が高い方が高い有効性が期待できるとはいえません．

◆ ラモトリギン（3〜15μg/mL）

　双極性障害に対する気分安定薬としての有効血中濃度は明らかになっていません．LTGの場合は，血中濃度よりも用量の漸増ペースに注意を払う必要があります．単剤治療の場合は，最初の2週間は25mg/日，次の2週間は50mg/日，5週目は100mg/日，6週目以降は200mg/日の服用となり，増量は1週間以上の間隔を空けて最大100mgずつ，1日用量は最大400mgまでです．しかし，VPAを併用する場合には半量程度の用量（最初の2週間は25mgを1日おき）とすることが添付文書上定められています．後述のLTGによる重症薬疹は定められた漸増方法を逸脱した使用により出現しやすくなるとされており，慎重な漸増が必要です．

アドヒアランスを阻害する要因を取り除く

　双極性障害患者における気分安定薬に対するアドヒアランス研究は統合失調症ほど多くありません．限られたエビデンスからは，疾患のサブタイプ（I型，II型）や治療薬の間においてアドヒアランスの良し悪しにほとんど差はなく，アルコールの乱用，主観的または自覚された認知機能障害，重症度や併存する精神疾患が直接または間接的にアドヒアランスに関連しているとされています[16]．最近では，若年，診断されて間もないこと，複数回の入院歴はノンアドヒアランスと関連があり，Liは最もアドヒアランス不良が少ないという報告がありましたが[17]，あくまで関連を示唆しているのみであり因果関係は不明です．

　双極性障害においても統合失調症同様にDAI-10が服薬アドヒアランス不良を検出できるという報告があります[18]．そのような客観的評価も用いながら，患者個別の服用感改善や副作用回避のために介入し，良好な治療関係を保つことが重要になるでしょう．

　気分安定薬は抗精神病薬ほど剤形の選択肢が多くなく，処方や調剤でできる工夫は限られますが，病状が安定しているケースでは徐放錠を使うなどして服用回数を1日1〜2回程度まで減らすことはアドヒアランス向上に有効かもしれません．Liは徐放錠が使用できませんが，普通錠であっても1日1回投与の方が有効性は同等で腎障害リスクが少ない可能性が示されており[19]，積極的に用法をまとめてよい薬剤です．

見逃してはいけない副作用とその対処法

◆ リチウム中毒

　先述のようにLiは脱水や塩分制限，さまざまな薬物相互作用によって血中濃度が変動するうえに，長期的副作用として腎機能低下が起こりやすいため，長い間安定している患者でも定期的な血中濃度のモニタリングが必要です．

　軽度では消化器系症状（嘔吐や腹痛など）と神経系症状（運動失調や呂律不良など）がみられます．血中濃度が2.0mEq/Lを超えたあたりから不整脈など心機能への副作用や痙攣，腎不全の

リスクが高まり，死に至る可能性があるため，血中濃度の定期的モニタリングが必須です．ただしリチウムの脳内への移行は緩徐なため，偶発的または意図的に単回過量服用した場合よりも，血中濃度が高い状態が見過ごされていた場合の方が危険であると考えられます．なお，リチウム中毒は心電図検査によってQTc延長と陰性T波があれば，感度64%，特異度97%で検出できるという報告があり[20]，リチウム中毒の疑いがある際に確定するには有用な所見であると思われます．

◆ 肝障害，血小板減少症，白血球減少症

VPA，CBZは特徴的な副作用があるため，定期的な肝機能や血球検査が欠かせません．発生した場合の対処法について有力なエビデンスはなく，他剤への変更か，それが難しければ減量しての経過観察となります．

◆ 重症薬疹

LTGは，開始時や増量時に添付文書に定められた漸増スケジュールを逸脱した使用によりスティーブンス・ジョンソン症候群，中毒性表皮壊死症（TEN），薬剤性過敏症症候群などの重症薬疹の出現が報告されています．薬疹の出現は使用開始8週以内に多く，2～4週後にピークを認めるとされています[8]．発熱を伴う皮疹や粘膜や眼に症状が発生することが特徴的であるため，これらの症状が認められる場合は速やかに投与を中止し，適切な治療を行う必要があります．

（桑原秀徳）

引用文献
1) Hallcher LM, et al：J Biol Chem, 255：10896-10901, 1980.
2) Klein PS, et al：Proc Natl Acad Sci U S A, 93：8455-8459, 1996.
3) デパケン®錠100mg，200mg，シロップ5%，細粒20%，40%，デパケン®R錠100mg，200mg医薬品インタビューフォーム，2023年7月改訂（第4版）.
4) テグレトール®錠100mg，200mg，細粒50%医薬品インタビューフォーム，2023年12月改訂（第19版）.
5) Dailey JW, et al：Epilepsia, 39：1054-1063, 1998.
6) ラミクタール錠小児用2mg，5mg，ラミクタール錠25mg，100mg医薬品インタビューフォーム，2022年4月改訂（第14版）.
7) Miranda AS, et al：Expert Opin Drug Discov, 14：179-190, 2019.
8) 日本うつ病学会編：日本うつ病学会診療ガイドライン 双極性障害（双極症）2023，2023．Available at：https://www.secretariat.ne.jp/jsmd/iinkai/katsudou/data/guideline_sokyoku2023.pdf（閲覧日2024年1月）
9) 日本うつ病学会ほか：日本うつ病学会治療ガイドライン I．双極性障害2020，2020．Available at：https://www.secretariat.ne.jp/jsmd/iinkai/katsudou/data/guideline_sokyoku2020.pdf（閲覧日：2024年1月）
10) Kleindienst N, et al：Neuropsychobiology, 42 Suppl 1：2-10, 2000.
11) Cipriani A, et al：BMJ, 346：f3646, 2013.
12) Yatham LN, et al：Bipolar Disord, 20：97-170, 2018.
13) Allen MH, et al：Am J Psychiatry, 163：272-275, 2006.
14) Chen YB, et al：EClinicalMedicine, 54：101678, 2022.
15) Chbili C, et al：Ann Biol Clin (Paris), 72：453-459, 2014.
16) Cohen B, et al：JMIR Form Res, 7：e44059, 2023.
17) Lintunen J, et al：J Affect Disord, 333：403-408, 2023.
18) Chauhan N, et al：J Neurosci Rural Pract, 13：12-22, 2021.
19) Carter L, et al：Can J Psychiatry, 58：595-600, 2013.
20) Hsu CH, et al：Cardiology, 103：101-106, 2005.

薬局 Back Number
バックナンバーのご案内

定価 **2,200**円
（本体2,000円＋税10％）

2023

1月号
おくすり比べてみました
知っておきたい！同種・同効薬の使いどころ

2月号
睡眠薬のトリセツ
今すぐ使える不眠治療の処方箋

3月号
ここが変わった！関節リウマチの治療
診療GL・治療薬をアップデート！

4月号
本気ではじめる！吸入指導
デバイスが鍵をにぎる喘息・COPD治療

5月号
硬すぎず，ゆるすぎない
やさしい便秘・下痢サポート術

6月号
みるみるわかる眼とくすり
点眼剤から，眼科の副作用をまとめました

7月号
循環（ながれ）を止めるな！血液凝固とくすり

8月号
身につく！検査値のチカラ
薬学管理・服薬指導・記録にどう活かす？

9月号
めまいを起こす薬・治す薬
原因・症状のおさらい＆薬剤性めまいを見逃さない

10月号
ひとりでできるもん 薬剤師のものさし
先輩が使ってる評価基準や情報源をまとめました

11月号
転ばぬ先の漢方薬
脱・介護！フレイル・ロコモ・サルコペニア対策の新たな一手

12月号
2023年なにあった？
今年注目の診療ガイドライン，新薬・新規効能・新剤形

2022

1月号
「つながる」記録術
診療・調剤報酬算定＆患者サポートに備える！

2月号
今日から始める"せん妄"対応

3月号
心不全薬物治療の道しるべ

4月号
抗菌薬，その理由
もう疑義照会・処方提案で失敗しない！推論に挑め

5月号
皮膚を整える。
スキンケアの進めかた・勧めかた

6月号
「小児の薬」トラブルシューティング

7月号
知っておきたい呼吸ケア

8月号
頻用漢方薬の使いこなし
典型レシピ・奥の手レシピ

9月号
不妊とくすりの現在（いま）
ここが変わった！治療法・治療薬から保険制度まで

10月号
もうドキドキしない！薬剤師のための心電図と不整脈のはなし

11月号
治療継続のためのプロブレムがみえる！みつかる！糖尿病

12月号
2022年（ことし）なにあった？

2021

9月号 見逃すと怖い「抗コリン作用」に備える

10月号 ガイドラインで読む漢方薬

11月号 「がん治療継続」サポートの柱になる

12月号 2021年なにあった？　くすり・ガイドライン・社会 etc…

年間購読，バックナンバーのご注文は，最寄りの書店または（株）南山堂 営業部へお申し込みください．

  南山堂
〒113-0034 東京都文京区湯島4-1-11
TEL 03-5689-7855　FAX 03-5689-7857（営業）
URL http://www.nanzando.com
E-mail eigyo_bu@nanzando.com

抗不安薬

作用点の違いを比較する

　わが国で上市されている抗不安薬を表1に示します．抗不安薬のうち，ほとんどの薬剤はベンゾジアゼピン（BZD）系に分類されます．

◆ ベンゾジアゼピン系抗不安薬

　一般に，BZD系抗不安薬は急性の不安症状を速やかに改善するため，苦痛が強く機能障害

表1 抗不安薬一覧

	一般名	主な商品名
ベンゾジアゼピン系抗不安薬 （短時間型）	クロチアゼパム	リーゼ®
	エチゾラム	デパス®
	フルタゾラム	コレミナール®
ベンゾジアゼピン系抗不安薬 （中間型）	ロラゼパム	ワイパックス®
	アルプラゾラム	コンスタン® ソラナックス®
	ブロマゼパム	レキソタン®
ベンゾジアゼピン系抗不安薬 （長時間型）	ジアゼパム	セルシン® ホリゾン® ダイアップ®
	クロキサゾラム	セパゾン®
	フルジアゼパム	エリスパン®
	クロルジアゼポキシド	コントール® バランス®
	オキサゾラム	セレナール®
	メダゼパム	レスミット®
	メキサゾラム	メレックス®
	クロラゼプ酸二カリウム	メンドン®
ベンゾジアゼピン系抗不安薬 （超長時間型）	ロフラゼプ酸エチル	メイラックス®
セロトニン$_{1A}$受容体部分作動薬	タンドスピロン	セディール®

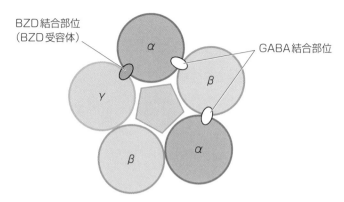

図　GABA_A受容体の構造
BZD：ベンゾジアゼピン，GABA：γ-アミノ酪酸

が生じている重症の不安に対して用いられます．BZD系抗不安薬は，情動に関連する大脳辺縁系のうち，特に扁桃体の中心核や視床下部の乳頭体に分布するGABA_A受容体のBZD受容体に作用して薬理作用を示します．

GABA受容体

　GABA受容体にはA，B，Cの3種類がありますが，BZD系治療薬の主な作用点となるのはGABA_A受容体です．GABA_A受容体は，5つのサブユニット（ほとんどはαサブユニットとβサブユニットが各2つ，γサブユニットが1つ）で構成される5量体であり，その中央にCl⁻チャネルが存在します（図）．GABA_A受容体を構成するサブユニットのうち，αサブユニットは6種類，βサブユニットは3種類，γサブユニットは3種類が確認されており，これらのサブユニットの組み合わせと脳内分布の差異により薬理作用に違いが生じるものと考えられています（表2）．BZD系抗不安薬はα_2，α_3サブユニットへの作用を介して抗不安作用を示します．また，α_1サブユニットへの作用は用量依存的な鎮静から睡眠への移行や前向性健忘や薬物依存形成に関与しています．

◆ セロトニン5-HT_{1A}受容体部分作動薬

　セロトニン5-HT_{1A}受容体は大脳辺縁系に多く分布しており，セロトニン作動性神経系の前シナプス細胞の自己受容体を刺激し，セロトニンの分泌を抑制します．また，後シナプスのセロトニン5-HT_{1A}受容体を刺激し，細胞内情報伝達を抑制して抗不安作用をもたらすとされています．この治療薬は5-HT_{1A}受容体に選択的に作用することから，BZD系抗不安薬に比べて中枢神経抑制作用は弱いとされています．また，催眠・筋弛緩・抗痙攣作用が少なく，急速な中断による離脱症状や常用量依存も形成しませんが，効果発現に2週間程度の期間が必要であり，即効性ではBZDの方が有利とされています．セロトニン5-HT_{1A}受容体部分作動薬であるタンドスピロンの反復投与では，①セロトニン5-HT_{1A}自己受容体の脱感作によるセロトニン作動性神経機能の正常化，②後シナプスにおけるセロトニン受容体の密度低下によって抗うつ効果を示すとされています．

表2 GABA$_A$受容体αサブユニットの薬理学的役割

GABA$_A$受容体サブユニット[*1]	鎮静	睡眠	抗不安	抗うつ	筋弛緩	抗痙攣	学習・記憶	前向性健忘	依存	耐性
α$_1$	●	▲				●			●	
α$_2$		●	●	●	●					
α$_3$		●	●	●	●					
α$_5$				●			●			●[*2]

*1：α$_4$，α$_6$はBZD受容体作動薬に対する感受性はない　　　●：強い　　▲：弱い
*2：α$_5$の耐性形成への関与は確定的ではない

病態に合わせて薬を選ぶ

　BZD系抗不安薬の主な作用には，①抗不安作用，②催眠鎮静作用，③抗痙攣作用，④筋弛緩作用があげられます．抗不安薬としては，抗不安作用の強弱や作用時間の長短などにより使い分けられます．抗不安薬の適応症には，神経症における不安・緊張・焦燥・抑うつ，心身症における身体症状の低下があり，基本的には，パニック障害にみられる予期不安などの強い急激な不安には，半減期が短く抗不安作用が強いロラゼパムやブロマゼパムなどが，持続する不安には，半減期が長く持続的に抗不安作用を示すロフラゼプ酸エチルなどが使用されます．

リスク因子を考慮して選ぶ・使う

　BZD系抗不安薬による主な有害事象には，眠気・ふらつき，認知機能障害・記憶障害，奇異反応などがあげられます．リスク因子を減らすためには，抗不安薬の単剤治療が望ましく，併用は避ける方がよいでしょう．

◆ 眠気・ふらつきなど

　どの抗不安薬でも程度の差はありますが，眠気は生じると考えてよいでしょう．そのため，車の運転をはじめ危険な作業への従事は控えるように指導する必要があります．特に高齢者では上述の②催眠鎮静作用と④筋弛緩作用が日中の傾眠や転倒，誤嚥，嚥下障害などの有害事象につながりやすいことから，作用時間が長いものは避け，筋弛緩作用も少ない薬剤を最小有効量かつ短期間で用いることが望ましいとされています．これらの有害事象は，BZD系抗不安薬の投与開始または用量増加から1週間以内に出現しやすく，2週目の終盤以降は次第に慣れて減弱するとされていますが，高齢者の場合には，より長い期間にわたって注意を継続する必要があります．

◆ 認知機能障害・記憶障害

BZD系抗不安薬の長期間の服用では，認知機能全般の低下が起こりやすいとされており，可能な限り長期投与は避けることが望ましいとされています．特に，高用量の抗不安薬の服用やアルコールの併用，小児や高齢者，脳の器質性障害がみられる場合には，これらの副作用が出やすいとされています．

◆ 奇異反応

BZD系治療薬の投与によって，不安，焦燥，抑うつ気分などが出現する場合があります．発生頻度は1%未満ですが，その発現機序は不明です．高齢者では，通常成人と比較すると，BZD系抗不安薬によって急性の興奮や過活動，不安の増強，敵意，性的逸脱行為などを起こすリスクが高いといわれています．特に高力価で作用時間の短いBZD系抗不安薬の投与によりそのリスクはさらに増加する傾向にあります．このことから，BZD系抗不安薬は高齢者に対する使用には特に慎重な投与を要する薬剤のひとつとされています[5]．

◆ 依存性

BZD抗不安薬は耐性が生じにくく，ほかの依存性を示す薬物のように耐性によって投与量が徐々に増加するようなものではなく，比較的安全に使用されます．しかし，通常の臨床使用量の範囲内であっても生じる常用量依存には注意が必要です．また，アルコール依存症の急性離脱症状の軽減にはBZD系抗不安薬が用いられますが，恒常的な使用は避ける方が望ましいとされています．

◆ その他のリスク因子

BZD系抗不安薬は弱い抗コリン作用を有しており，急性閉塞隅角緑内障に対して禁忌の薬剤が多くみられます．緑内障患者にBZD系抗不安薬が処方される場合には，緑内障の種類を確認する必要があります．

また，タンドスピロンは$5-HT_{1A}$受容体を選択的に刺激することで抗不安作用と抗うつ作用を示しますが，セロトニン受容体を介した中枢性の血圧降下作用によってCa拮抗薬との降圧作用が増強されることがあり，注意が必要です．

用量を調節する・切り替える

一般的にはその速やかな効果発現と安全性の高さが特徴とされるBZD系薬剤ですが，不安障害やうつ病に対して過剰に処方される傾向があることや整形外科領域（筋弛緩作用による）や内科領域（心筋梗塞や高血圧症などの悪化および再発防止）などさまざまな診療科でも処方されることがあり，重複処方による過量投与に注意が必要です．減量・中止する場合には，急激な中断や減量は避け，投与量を長時間かけて漸減していく必要があります．また，短時間型抗不安薬を

表3　BZD系治療薬の常用量依存の診断基準

・6ヵ月以上の継続服用
・本来の症状は寛解状態にある
・使用量の著しい増加は認めない
・中断により，反跳現象や退薬症候が出現する
・計画的な漸減・中止により，退薬症候の出現が避けられた場合にBZD系治療薬の服用なしで経過しうる

服用している場合には，長時間作用型の抗不安薬に変更することで離脱症状の出現を回避し，安全に漸減を実施することができるようになります．さらに，選択的セロトニン再取り込み阻害薬（SSRI）は通常，抗うつ薬に分類されますが，パニック障害，強迫性障害，社交不安障害などの不安障害にも適応があり，近年は抗不安作用を有する薬剤として抗うつ薬から独立した一群とみなされることもあります．しかし，SSRIによる抗不安作用の発現には数週間の服用継続が必要であることからBZD系抗不安薬からのスイッチングが望ましいと考えます．

・急激な中断は避ける
・減量方法：短時間型から長時間型へ
・SSRIへのスイッチ

アドヒアランスを阻害する要因を取り除く

抗不安薬については，基本的に飲み忘れは少なく，むしろ飲み過ぎに注意が必要です．特に，BZD系抗不安薬を頓服薬として使用する場合には，投与間隔と1日の最大投与回数の遵守を説明する必要があります．また，タンドスピロンは5-HT$_{1A}$受容体を選択的に作用することで抗不安作用と抗うつ作用を示し，効果発現に1〜2週間程度が必要であることから，服用開始時に説明しておくことはアドヒアランス継続には重要です．

見逃してはいけない副作用とその対処法

BZD系抗不安薬の使用にあたり，常用量依存に注意しておく必要があります．常用量依存とは，臨床用量の継続使用であるにもかかわらず，服薬の急激な中断や減量によって症状の再燃や離脱症状の出現によって，容易に中断できずに抗不安薬が継続的に継続され，「止めたくても止められない」ようになることをいいます．診断基準は一定していませんが，表3に示すものが一般的です．

常用量依存の危険因子としては，長期使用・高用量・半減期の短い薬剤などがあげられます．服用期間については，服用開始後，3〜4ヵ月目が常用量依存形成の分岐点であると考えられています．

（中村友喜）

睡眠薬 05

作用点の違いを比較する

　わが国は他国と比較して，ベンゾジアゼピン系睡眠薬（BZ系睡眠薬）の処方量が非常に多い傾向にあることは十分に考慮すべき問題です[1]．睡眠薬を適正に使用するために，2012年度以降の診療報酬改定では，睡眠薬の多剤療法は減算対象になっており，処方医だけでなく薬剤師・医療スタッフによる不眠の薬物治療に対する関与はよりいっそう重要視されてきています．

　現在，医療用に使用できる睡眠薬群（表1）のうち，バルビツール酸系睡眠薬および非バルビツール酸系睡眠薬は毒性が強い（呼吸抑制や重篤な不整脈など）ために，自殺などに使用されるリスクもあり，使用される機会はきわめて少なくなっています．したがって，ベンゾジアゼピン系睡眠薬および非ベンゾジアゼピン系睡眠薬が汎用されていますが，これらのすべての薬剤で依存性があると添付文書上に記載されており，適切な使用が望まれています．

　近年，メラトニン受容体作動薬であるラメルテオンのほか，オレキシン受容体拮抗薬であるスボレキサントやレンボレキサントといった，異なる作用機序をもつ睡眠薬が上市されています．また，

表1　医療用睡眠薬の分類

作用機序による分類	薬剤群	主な薬剤（一般名）
フェノバルビタール受容体に作用する薬剤群	バルビツール酸系	ペントバルビタールカルシウム，アモバルビタール
	非バルビツール酸系[*1]	メプロバメート[*3]，サリドマイド
ベンゾジアゼピン受容体に作用する薬剤群	ベンゾジアゼピン系	トリアゾラム，ブロチゾラム，リルマザホン，フルニトラゼパム，エスタゾラム
	非ベンゾジアゼピン系[*2]	ゾピクロン，ゾルピデム，エスゾピクロン
メラトニン受容体に作用する薬剤群	メラトニン受容体作動薬	ラメルテオン
オレキシン受容体に作用する薬剤群	オレキシン受容体拮抗薬	スボレキサント，レンボレキサント

*1：非バルビツール酸系：フェノバルビタール受容体に作用するが，バルビタール骨格をもたない薬剤群
*2：非ベンゾジアゼピン系：ベンゾジアゼピン受容体に作用するが，ベンゾジアゼピン骨格をもたない薬剤群
*3：1971年末に日本では販売中止

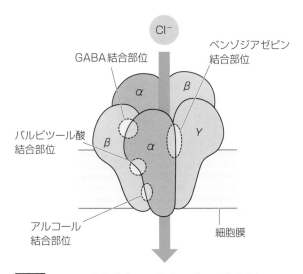

図1 **GABA受容体（ベンゾジアゼピン受容体）**

GABA（γ-アミノ酪酸）の受容体は，α，β，γの3種類のサブユニットが5つ集まった五量体で，中心を塩化物イオン（Cl⁻）が透過するイオンチャネルを形成する．GABAの存在下でベンゾジアゼピン（BZ）結合部位にBZ系睡眠薬・非BZ系睡眠薬が結合すると，イオンチャネルが開きCl⁻が流入することで，膜の電位差が小さくなり神経興奮が抑制される．アルコールはBZ受容体に近い部位に結合するため，BZ系睡眠薬・非BZ系睡眠薬の作用や副作用を増強する．

対象患者は小児（6歳以上16歳未満）に限定されますが，メラトニン製剤（メラトベル®）も承認されています．これらの薬剤には依存性が認められておらず，比較的安全に使用できる睡眠薬だとされています．

　ここでは，作用部位ごとに分けてそれぞれの睡眠薬を解説します．

◆ GABA受容体，ベンゾジアゼピン受容体

　バルビツール酸系睡眠薬および非バルビツール酸系睡眠薬（以下，フェノバルビタール受容体作動薬），ベンゾジアゼピン系睡眠薬および非ベンゾジアゼピン系睡眠薬（以下，ベンゾジアゼピン受容体作動薬）は，いずれもGABA受容体（図1）に結合します．結合後は，内因性GABA（γ-アミノ酪酸；詳しくはp.168）によるチャネルの開口を引き起こす作用が亢進されるため，中枢抑制作用を誘発し，睡眠に導きます．

　しかし，フェノバルビタール受容体作動薬を高用量で用いた場合は，GABA系を介さずにGABAの存在にかかわらず直接チャネルに作用してしまうため，内因性GABAの限界を超えた強い作用を発現して，過剰な呼吸抑制や心毒性（重篤な不整脈など）が生じます．そのため，フェノバルビタール受容体作動薬はベンゾジアゼピン受容体作動薬に比べて危険性が高く，臨床上の使用頻度は激減しています．

◆ メラトニン受容体

メラトニンは概日リズムを調整する内因性のホルモンであり，メラトニン受容体に作用して睡眠を誘発します．ラメルテオンは，メラトニン受容体（特にMT_1受容体およびMT_2受容体）への親和性の高さを指標に開発された，メラトニンと構造が非常に類似している薬剤です[2]．メラトニン受容体の刺激を介した概日リズムの調整が主な作用であるため，睡眠作用は比較的弱く，安全性が非常に高い薬剤です．また，メラトニンそのものを製剤としている薬剤（メラトベル®顆粒小児用）は"小児期の神経発達症に伴う入眠困難の改善"に保険適用をもっています．

◆ オレキシン受容体

オレキシンは摂食中枢である視床下部で産生される神経ペプチドの一種であり，脳の覚醒レベルを調整する役割をもっています．オレキシンの受容体にはOX_1受容体，OX_2受容体の2種類のサブタイプがあります．どちらがより睡眠（覚醒）に影響が強いのかは明らかになっていませんが，レンボレキサントの医薬品インタビューフォームでの記載によるとOX_2受容体がより重要な役割を担っているとの報告もあるようです[3]．

病態に合わせて選ぶ・使う

不眠症は主に，①入眠障害，②中途覚醒，③早朝覚醒，④熟眠障害の4つに分類され[4]，それぞれの不眠のタイプによって消失半減期（血中濃度半減期）の異なる睡眠薬が使用されます．

睡眠薬のうち，ベンゾジアゼピン受容体作動薬は消失半減期の長さによって超短時間型から長時間型の4種類（表2）[5]に分類されています．入眠障害には超短時間型もしくは短時間型，中途覚醒や熟眠障害には短時間型や中間型，早朝覚醒には中間型や長時間型から使用を開始して，患者の感受性などをみながら調整していくようにしましょう．

また，ラメルテオンは強い睡眠作用をもたないため，入眠障害には不向きと考えられます．一方，概日リズム障害を改善する効果をもつため，中途覚醒，早朝覚醒，熟眠障害の患者で睡眠リズムが崩れている場合に有用だと考えられます．スボレキサントやレンボレキサントは比較的強い睡眠作用をもち，作用時間も長いため，入眠障害から早朝覚醒まで幅広い活用が期待できますが，使用の際には，実際の効果を確かめながらの調整が望まれます．

◆ ベンゾジアゼピン受容体の筋弛緩作用

ベンゾジアゼピン受容体（BZ受容体）には少なくとも5つのサブタイプが存在することが知られていますが，そのうち2つ（ω_1受容体，ω_2受容体）は中枢神経系に影響することがわかっています．ω_1受容体は，鎮静・睡眠作用，健忘作用および抗けいれん作用を，ω_2受容体は，抗けいれん作用，抗不安作用，筋弛緩作用や運動障害への関与を示します[6]．

ゾルピデムおよびクアゼパム（ドラール®）はω_1受容体への選択性が高く，筋弛緩作用が少ない

表2 主な睡眠薬の消失半減期（血中濃度半減期）と作用時間に基づく分類

分類	一般名	主な商品名	最高血中濃度到達時間 （Tmax）〔時間〕	血中濃度半減期（$T_{1/2}$） 〔時間〕
ベンゾジアゼピン受容体作動薬				
超短時間型	ゾルピデム	マイスリー®	0.8±0.3［10mg］	2.30±1.48［10mg］
超短時間型	トリアゾラム	ハルシオン®	―	2.91［0.5mg］
超短時間型	ゾピクロン	アモバン®	0.75［10mg］	3.94［10mg］
超短時間型	エスゾピクロン	ルネスタ®	中央値1.00［2mg］	―*
短時間型	ブロチゾラム	レンドルミン®	約1.0～1.5［0.25mg］	7［0.25mg］
短時間型	エチゾラム	デパス®	3.3±0.3［2mg］	6.3±0.8［2mg］
短時間型	ロルメタゼパム	ロラメット®, エバミール®	2.2±0.8［1mg］	9.9±2.4［1mg］
短時間型	リルマザホン	リスミー®	3.0±0.0［2mg］	10.5±2.6［2mg］
中間型	フルニトラゼパム	サイレース®	中央値0.75［2mg］	21.2±4.90［2mg］
中間型	ニトラゼパム	ネルボン®, ベンザリン®	1.6±1.2［ネルボン® 5mg］	27.1±6.1［ネルボン® 5mg］
中間型	エスタゾラム	ユーロジン®	約5［4mg］	約24［4mg］
長時間型	フルラゼパム	ダルメート®	未変化体：約1［30mg］, 代謝物：1～8［30mg］	未変化体：平均5.9［30mg］, 代謝物：平均23.6［30mg］
長時間型	クアゼパム	ドラール®	3.42±1.63［絶食時15mg］	36.60±7.26［絶食時15mg］
長時間型	ハロキサゾラム	ソメリン®	―	代謝物：42～123 ［5～20mg］
新規睡眠薬				
―	ラメルテオン	ロゼレム®	未変化体，代謝物：0.75 ［8mg］	未変化体：0.94±0.18［8mg］, 代謝物：1.94±0.53［8mg］
―	スボレキサント	ベルソムラ®	中央値1.5［空腹時40mg］	10.0±1.0［空腹時40mg］
―	レンボレキサント	デエビゴ®	中央値1.00［10mg］	56.15［10mg］

［　］内は経口投与量，Tmax および $T_{1/2}$ は単回経口投与時のデータを掲載している．
＊：2mgを7日間反復経口投与した場合の $T_{1/2}$ は5.08±1.62
（文献5および各薬剤のインタビューフォームをもとに作成）

ため，高齢者などに有用性が高いと言えます．一方で，不安障害や緊張を伴うような不眠には ω_2 受容体作用が付随する他の薬剤の方が効果的であると言われています[4]．ラメルテオン，スボレキサント，レンボレキサントは顕著な筋弛緩作用をもちませんので，転倒などのリスクは比較的低く，高齢者や身体機能が低下している患者には使用しやすい睡眠薬だと言えます．

リスク因子を考慮して選ぶ・使う

◆ 翌日に強い倦怠感など鎮静の影響が残りやすい場合

　長時間作用が継続する薬剤群を使用している場合や，身体状況により睡眠薬の影響が残りやすい場合には，翌日の朝の目覚めが悪くなり，日中に眠気が残るなどQOLを低下させてしまう可能性があります．その場合には，作用時間が短い（もしくは半減期が短い）薬剤群への変更のほか，ベンゾジアゼピン受容体作動薬以外のラメルテオン，スボレキサント，レンボレキサントなどを選択するなどの対応を検討しましょう．

　患者自身が睡眠薬を使用したがらない場合には，睡眠を誘導する作用をもつ漢方薬を選択することもあります．酸棗仁湯，抑肝散，加味帰脾湯などが有効とされています．

◆ 睡眠薬の相互作用

　睡眠薬で生じる相互作用は，CYP3A4（代謝酵素シトクロムP450 3A4）の阻害あるいは誘導に起因するものが多くみられます[7]．

　CYP3A4を抑制する薬剤であるアゾール系抗真菌薬（イトラコナゾール，ケトコナゾール，フルコナゾールなど），マクロライド系抗菌薬（エリスロマイシンなど），Ca拮抗薬（ジルチアゼムなど），抗潰瘍薬のシメチジン，新型コロナウイルス感染症の治療薬であるエンシトレルビルとの併用は注意が必要です．また，グレープフルーツもCYP3A4を阻害するため気をつけましょう．CYP3A4を誘導する薬物には，抗てんかん薬（カルバマゼピンなど）や抗結核薬のリファンピシンがあり，同じく併用に注意してください．

　ベンゾジアゼピン系睡眠薬のなかでは，トリアゾラムは，イトラコナゾールおよびフルコナゾールと併用禁忌です．また，クアゼパムは食事後の服用によって吸収率が上昇して血中濃度が空腹時の2～3倍に高まることが知られています．また，ロルメタゼパムは代謝過程から肝臓・腎臓の機能が低下している患者に使用しやすいことが知られています．

　なお，ラメルテオン，スボレキサントやレンボレキサントなどの新しい睡眠薬は，依存性や筋弛緩作用などが少なく，比較的安全性が高いと考えられると解説してきましたが，相互作用に関しての懸案事項は決して少なくはありません（表3，表4，表5）．

用量を調節する・切り替える

◆ ジアゼパム換算表など，換算表による投与量チェック

　これまでに解説したとおり，睡眠薬は病態などに応じて用量の調節や切り替えが行われる場合があるため，変更前と変更後の薬剤の効果が大きく変動しないよう，いくつかの等価換算法が用意されています．よく使用されている換算表の一つが，ジアゼパム等価換算法（表6）[8]です．こ

表3　ラメルテオンの相互作用

相互作用に注意が必要な薬剤	関係する代謝酵素など	備考
併用禁忌		
フルボキサミン	CYP1A2 の阻害（CYP2C9，CYP2C19，CYP3A4 の阻害）	ラメルテオンの血中濃度，AUC が顕著に上昇して作用が増強する可能性がある
併用注意		
キノロン系抗菌薬，メキシレチン　など	CYP1A2 の阻害	ラメルテオンの血中濃度上昇が予測される
フルコナゾール　など	CYP2C9 の阻害	ラメルテオンの血中濃度，AUC が上昇して作用が強く現れる可能性がある
マクロライド系抗菌薬，ケトコナゾール（アゾール系抗真菌薬）　など	CYP3A4 の阻害	ラメルテオンの血中濃度，AUC が上昇して作用が強く現れる可能性がある
リファンピシン（結核治療薬）　など	CYP の誘導	ラメルテオンの最高血中濃度，AUC が低下し作用が減弱する可能性がある
アルコール（飲酒）	―	注意力・集中力・反射運動能力などの低下が増強することある

ロゼレム®錠添付文書，2023 年 11 月改訂（第 2 版）をもとに作成

表4　スボレキサントの相互作用

相互作用に注意が必要な薬剤	関係する代謝酵素など	備考
併用禁忌		
イトラコナゾール，クラリスロマイシン，HIV プロテアーゼ阻害薬，エンシトレルビル　など	CYP3A の阻害	スボレキサントの作用を著しく増強させるおそれがある
併用注意		
アルコール（飲酒），中枢神経抑制薬（フェノチアジン誘導体，バルビツール酸誘導体　など）	―	精神運動機能の相加的な低下を生じる可能性がある
ジルチアゼム，ベラパミル，フルコナゾール　など	CYP3A 阻害	スボレキサントの血漿中濃度を上昇させ，傾眠，疲労などの本剤の副作用が増強するおそれがある
リファンピシン，カルバマゼピン，フェニトイン　など	CYP3A 阻害	スボレキサントの血漿中濃度を低下させ，作用を減弱させるおそれがある
ジゴキシン	P 糖蛋白の基質薬剤	P 糖蛋白基質薬剤の血漿中濃度を上昇させるおそれがある

ベルソムラ®錠添付文書，2023 年 8 月改訂（第 2 版）をもとに作成

表5 レンボレキサントの相互作用

相互作用に注意が必要な薬剤	関係する代謝酵素	備 考
併用禁忌		
イトラコナゾール，クラリスロマイシン，エリスロマイシン，フルコナゾール，ベラパミル　など	CYP3A4阻害	レンボレキサントの血漿中濃度を上昇させ，作用を増強するおそれがある
リファンピシン，フェニトイン　など	CYP3A4誘導	レンボレキサントの血漿中濃度を低下させ，作用を減弱させるおそれがある
フェノチアジン誘導体，バルビツール酸誘導体　など	―	中枢神経系に対する抑制作用を増強させるおそれがある
アルコール（飲酒）	―	精神運動機能の相加的な低下を生じる可能性がある

エーザイ株式会社「デエビゴ®錠」添付文書，2023年10月改訂（第1版）をもとに作成.

表6 代表的な睡眠薬の等価換算（ジアゼパム等価換算法）

薬 物	換算値〔mg〕
ジアゼパム（基準値）	5
ブロチゾラム	0.25
エスタゾラム	2
フルニトラゼパム	1
フルラゼパム	15
ハロキサゾラム	5
ロルメタゼパム	1
ニメタゼパム	5
ニトラゼパム	5
クアゼパム	15
リルマザホン	2
トリアゾラム	0.25
ゾルピデム	10
ゾピクロン	7.5

ジアゼパム等価法による等価換算表は，それぞれの睡眠薬でジアゼパム5mgと同等の力価を示したものである.

（文献8を参考に作成）

の換算法は，ジアゼパム5mgを基準にして他の睡眠薬をどのくらいの量で用いれば同等の効力になるかを換算するもので，薬剤種を変更するときに活用できます．

◆ 減量・中止

　ベンゾジアゼピン受容体作動薬を長期使用している場合に，急速な減量・中止を行うと睡眠薬を使用する前よりも不眠症状が強くなったり，不安が強くなったりする可能性があります．したがって，服薬の減量・中止には時間をかける必要があります．

アドヒアランスを阻害する要因を取り除く

　不眠の懸念がある場合の患者に対しては，フローチャート（図2）[9]を参考に対応していきます．初期の段階で，患者の背景をさまざまな情報からしっかりと確認して，本当に不眠の事実があるのか，原因は何であるのか（取り除くことが可能かどうか），どのような性質の不眠なのか，などを見きわめていきましょう．特に，昼寝などを含めた1日を通しての睡眠時間・分布の把握が重要

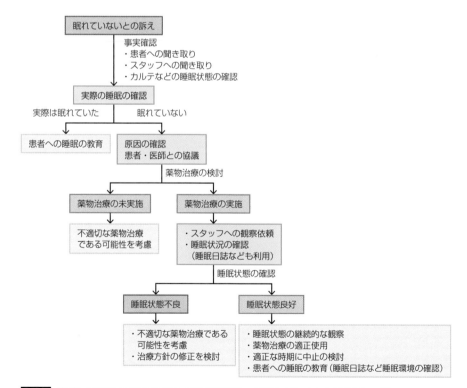

図2　患者の不眠の訴えに対しての薬剤師・医療スタッフの対応の一例

（文献9を参考に作成）

で，不眠の誤認（例えば，過剰な昼寝や十分な夜間睡眠にもかかわらず，不眠を訴えている状況）を避けるように情報収集を進めていくことが大切です．誤認があれば，睡眠日誌などを利用して十分に眠れていると認識してもらうのも有用です．また，身体障害や環境の問題など，原因を取り除きやすい問題点の洗い出しに注意を払うことも睡眠薬の適正使用のための重要な観点です．

不眠についての患者背景を明らかにしていくうえで，厚生労働省による「健康づくりのための睡眠指針2014〜睡眠12箇条〜」[10]を理解して患者指導を行う必要があります．ここには，不眠の要因の身体面，精神面，環境面など重要な視点が示されています．

健康づくりのための睡眠指針2014〜睡眠12箇条〜[10]

1. 良い睡眠で，からだもこころも健康に．
2. 適度な運動，しっかり朝食，ねむりとめざめのメリハリを．
3. 良い睡眠は，生活習慣病予防につながります．
4. 睡眠による休養感は，こころの健康に重要です．
5. 年齢や季節に応じて，ひるまの眠気で困らない程度の睡眠を．
6. 良い睡眠のためには，環境づくりも重要です．
7. 若年世代は夜更かし避けて，体内時計のリズムを保つ．
8. 勤労世代の疲労回復・能率アップに，毎日十分な睡眠を．
9. 熟年世代は朝晩メリハリ，ひるまに適度な運動で良い睡眠．
10. 眠くなってから寝床に入り，起きる時刻は遅らせない．
11. いつもと違う睡眠には，要注意．
12. 眠れない，その苦しみをかかえずに，専門家に相談を．

見逃してはいけない副作用とその対処法

睡眠薬は副作用が頻発するハイリスクな薬剤群です．ここでは，使用頻度の高いベンゾジアゼピン受容体作動薬の副作用を中心に説明します．

▼持ち越し効果

持ち越し効果は，睡眠薬による鎮静・催眠・筋弛緩作用が翌朝まで残り，眠気や集中力の低下，ふらつきなどが生じる状態を指します．中〜長時間型の睡眠薬や高用量を用いた場合に起こりやすい副作用です．

▼記憶障害，睡眠随伴症状

記憶障害や睡眠随伴症状は，トリアゾラム，ゾルピデム，ゾピクロンなど，超短時間型の睡眠薬群で特に報告が多い副作用です．睡眠薬の服用後や中途覚醒時などに，客観的には通常の

行動をしていながら，本人には記憶がない現象が典型的で，服薬以後にみられる前向性の記憶障害です．アルコールによって増強されることがあります．

　最近では，トリアゾラム，ゾルピデム，ゾピクロンの添付文書に，禁忌の項目として「睡眠随伴症状（夢遊症状など）として異常行動を発現したことがある患者には使用しないこと」と記され，重大な副作用として「睡眠随伴症状」が追記されています．エスゾピクロンの添付文書では，警告，慎重投与，重大な副作用の項で同様に注意喚起されています．

▼反跳現象

　反跳現象とは，服薬を急速に中止したときにみられる現象で，服薬以前と同じ，またはより高い強度の不眠や不安感が引き起こされる現象です．超短〜短時間型など消失半減期の短い薬剤に特有の副作用であり，減量・中止には注意が必要です．

▼奇異反応

　奇異反応とは，睡眠薬に期待する鎮静効果とは逆に，不安や緊張を高めて興奮や攻撃性をもたらす場合を指します．高齢者や小児など中枢神経系の抑制機構に脆弱性を有する者や，脳器質性障害がリスク因子とされており，アルコールで増強されることがあります．

▼その他

　ラメルテオンは内因性のメラトニン様の作用を示すため，重大な副作用は少なく，アナフィラキシーが添付文書上に記載されているのみで，比較的安全に使用できる薬剤と考えられます．スボレキサントおよびレンボレキサントの添付文書には重篤な副作用は示されていませんが，傾眠（疲労），頭痛，悪夢などに注意を要します．いずれも，販売を開始してからの年月が浅く，十分な情報が集積されていないために，予期できない副作用が生じていないか十分に注意を払いながらの使用が求められます．

（三輪高市）

文献
1) United Nations INCB：Report of the International Narcotics Control Board for 2010, 2011
2) 宮本政臣：日本薬理学雑誌，131，16-21，2008.
3)「デエビゴ®錠2.5mg・5mg・10mg」医薬品インタビューフォーム，2020年1月作成（第1版）.
4) 内山 真編：睡眠障害の対応と治療ガイドライン，第3版，じほう社，2002.
5) 内村直尚ほか：薬局，53：1691-1698，2002.
6) 村崎光邦：臨床精神薬理，4増刊：147-169，2001.
7) 大谷浩一：薬局，53：1699-1704，2002.
8) 稲垣 中ほか：向精神薬の等価換算，pp99-121，星和書店，1999.
9) 三輪高市：薬局，74：172-176，2023.
10) 厚生労働省健康局：健康づくりのための睡眠指針2014，2014．Available at：https://www.mhlw.go.jp/file/06-Seisakujouhou-10900000-Kenkoukyoku/0000047221.pdf（閲覧日：2024年1月）

ADHD 治療薬

作用点の違いを比較する

◆ 注意欠如・多動症（ADHD）とは

　注意欠如・多動症（attention-deficit/hyperactivity disorder：ADHD）は不注意，多動性，衝動性の3つの症状を特徴とする発達障害の一つです．原因は，大脳の前頭前野の機能低下です．前頭前野はコミュニケーションを取ること，集中することなどに深く関わっているため，機能低下により不注意，多動性，衝動性の症状がみられます．

　前頭前野の機能には中枢性のドパミン神経とノルアドレナリン神経が大きく関与します．前頭前野に向かって，ドパミン神経は腹側被蓋野から，ノルアドレナリン神経は青斑核から伸びています（図1）．ADHDの患児では，前頭前野のシナプスにおいてカテコールアミン神経の興奮がうまく伝播されないため，ドパミンやノルアドレナリンの作用が低下し前頭前野の機能が障害されています．

◆ ADHD治療薬

　ADHD治療薬はカテコールアミン神経を活性化することで症状を改善します．ADHDの適応を

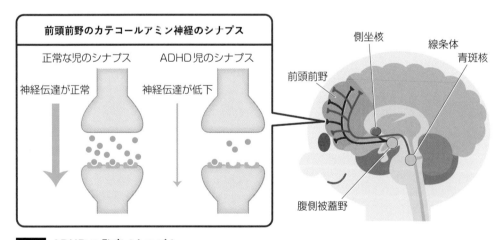

図1　ADHDの発症メカニズム
ADHDは前頭前野の機能低下が原因といわれています．そのなかでもドパミンとノルアドレナリンの寄与が一番大きく，それぞれ腹側被蓋野および青斑核から前頭前野に投射されていますが，その前頭前野でのシナプスの伝播が悪いため，神経伝達が低下し発症すると考えられています
ADHD：注意欠如・多動症

表 ADHD治療薬の特徴

一般名	メチルフェニデート徐放剤	リスデキサンフェタミン	アトモキセチン	グアンファシン
販売名	コンサータ®	ビバンセ®	ストラテラ®	インチュニブ®
後発医薬品の有無	なし	なし	あり	なし
作用機序	ドパミン/ノルアドレナリン再取り込み阻害 プレシナプス	ドパミン/ノルアドレナリン再取り込み阻害 プレシナプス	ノルアドレナリン再取り込み阻害 プレシナプス	α2A受容体刺激 ポストシナプス
効果発現までの時間	服用後すぐ効果がわかる	服用後すぐ効果がわかる	投与開始から2週間目から徐々に，6～8週間後に効果がわかる	投与1～2週間後に効果がわかる
用法	1日1回	1日1回	1日1～2回	1日1回
効果の持続	12時間（すぐ効いて，夕方には切れる）	12時間（すぐ効いて，夕方には切れる）	終日にわたって持続	終日にわたって持続
適応年齢	6歳以上	6～18歳	6歳以上	6歳以上
依存性	量により精神的依存や乱用のリスクあり	量により精神的依存や乱用のリスクあり	なし	なし
副作用	眠気，不眠，食欲不振	食欲不振，不眠，体重減少，頭痛，悪心	頭痛，食欲不振，眠気	眠気，血圧低下，頭痛
処方条件	規制薬：30日まで	規制薬：30日まで	非規制薬	非規制薬
併用で注意する代謝酵素	—	—	CYP2D6	CYP3A4/5
禁忌	・過度の不安，緊張，興奮性のある患者 ・次の疾患の患者：閉塞隅角緑内障，甲状腺機能亢進，不整頻拍，狭心症，運動性チック，重症うつ病，褐色細胞腫 ・MAO阻害薬を投与中または投与中止後14日以内の患者	・本剤の成分または交感神経刺激アミンに対し過敏症の既往歴のある患者 ・過度の不安，緊張，興奮性のある患者 ・次の疾患がある患者：重篤な心血管障害，甲状腺機能亢進，運動性チック，閉塞隅角緑内障，褐色細胞腫，薬物乱用の既往歴 ・MAO阻害薬を投与中または投与中止後2週間以内の患者	・本剤の成分に対し過敏症の既往歴のある患者 ・次の疾患の患者：重篤な心血管障害のある患者，褐色細胞腫，閉塞隅角緑内障 ・MAO阻害薬を投与中あるいは投与中止後2週間以内の患者	・本剤の成分に対し過敏症の既往歴のある患者 ・妊婦または妊娠している可能性のある婦人 ・房室ブロック（第二度，第三度）のある患者

MAO：モノアミンオキシダーゼ

（各添付文書を基に作成）

もつ薬剤はメチルフェニデート徐放剤（コンサータ®），リスデキサンフェタミン（ビバンセ®），アトモキセチン（ストラテラ®），グアンファシン（インチュニブ®）で，それぞれの特徴を表に示します．メカニズムの違いにより，メチルフェニデート徐放剤とリスデキサンフェタミンは中枢神経刺激薬に，ア

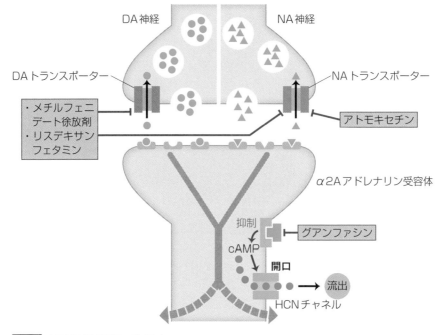

図2 ADHD治療薬の作用点
DA：ドパミン，NA：ノルアドレナリン，HCN：過分極活性化環状ヌクレオチド依存性，ADHD：注意欠如・多動症

トモキセチンとグアンファシンは非中枢神経刺激薬に分類されます．

中枢神経刺激薬

　メチルフェニデート徐放剤とリスデキサンフェタミンは，神経終末部にあるドパミンとノルアドレナリンのトランスポーターを抑制することで，再取り込みを阻害します（図2）．服用後すぐ効果を実感できますが，食欲不振などの副作用が高率に発症し，依存性への懸念から取り扱いが規制されています．メチルフェニデート徐放剤は浸透圧による放出制御システムを応用した徐放錠です．リスデキサンフェタミンは*d*-アンフェタミンのプロドラッグで，徐々に加水分解されることによって1日1回の投与で効果が12時間持続します．

非中枢神経刺激薬

　非中枢神経刺激薬は中枢神経刺激薬に比べると，副作用は軽微で禁忌の項目も少ないという利点がありますが，効果が発現するまで時間を要するという欠点があります．

　アトモキセチンは，ノルアドレナリンのトランスポーターのみを抑制することで，シナプス内のノルアドレナリン濃度を高め，神経伝達を亢進します．患者が効果を実感するまでに6〜8週間程度を要します．

　グアンファシンはほかの3剤とは異なり，後シナプスのα2Aアドレナリン受容体を刺激することで神経伝達を増強します．α2Aアドレナリン受容体が活性化されると，環状アデノシン一リン酸（cyclic adenosine monophosphate：cAMP）の増加が抑制されます．cAMPは過分極活性化環状ヌクレオチド依存性（HCN）チャネルを開口するため，cAMPが抑制されると穴が塞がれ，シグナル伝達を増強し，ADHDの症状を改善すると考えられています．投与後1週間で効果が実感でき，アトモキセチンよりも早い効果発現が期待できます．さらに半減期が13～15時間と長く，効果が24時間持続するため，帰宅後も症状が続く場合でも有効性が高いと考えられます．

病態に合わせて選ぶ・使う

　ADHDの薬物療法の開始は6歳以上が原則です．ADHD治療薬は6歳未満の患者を対象とした臨床試験は実施していないため，6歳未満の患者における有効性および安全性は確立していません．

　『注意欠如・多動症-ADHD-の診断・治療ガイドライン』に第一選択薬は明記されていません（図3）[1]．薬物治療は，患児の症状に合わせてリスデキサンフェタミン以外の3薬剤（メチルフェニデート徐放剤，アトモキセチン，グアンファシン）のいずれかを選択し，単剤で始めます（第1段階）．リスデキサンフェタミンは「他のADHD治療薬が効果不十分な場合にのみ使用すること」と添付文書に記載してあり，第3段階以降での使用が検討されます．

　「第一選択薬に何を選ぶか？」はガイドライン執筆者でも意見が分かれました．「海外ガイドラインで第一選択薬となっているメチルフェニデート徐放剤を第一選択薬とする」という意見や，「中枢神経刺激薬は乱用の危惧があるので，アトモキセチン，グアンファシンを第一選択薬とする」という意見もありました．しかし，3剤横並びという意見が半数を占めたため，ガイドラインでは病態を考慮して選択という結論になりました．

　メチルフェニデート徐放剤は速効性があり，服用したその日から明らかな効果が認められます．不注意，多動，衝動性を抑えて落ち着きのある行動が取れるようになり，自分の行動に注意を払えるようになります．アトモキセチンはメチルフェニデート徐放剤に比べると副作用が少なく，容易に導入ができる薬剤です．過集中に対して視野を広げる効果があるといわれています．グアンファシンは多動性や衝動性や多集中に効果があるといわれています．情動を安定させるはたらきもあるため，イライラ，癇癪，衝動性，ルールが守れないなどが強い場合には有用な薬剤です．患児の状態に応じて3剤のなかから選択します．

リスク因子を考慮して選ぶ・使う

　リスク因子を考慮する必要があるのは中枢神経刺激薬で，依存症とチック症状の悪化には注意が必要です．

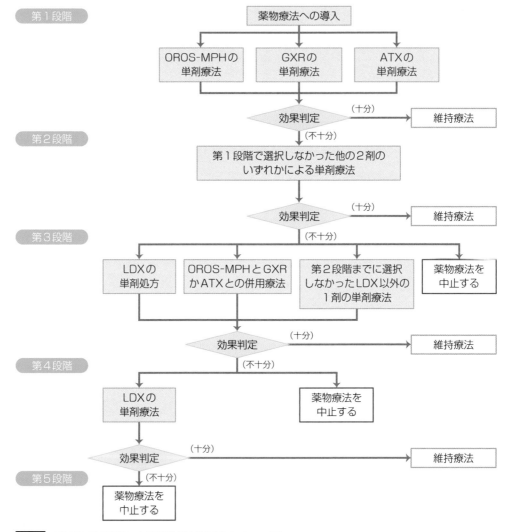

図3 ADHD治療薬による薬物治療の基本フロー図
OROS-MPH：メチルフェニデート徐放剤，GXR：グアンファシン，ATX：アトモキセチン，LDX：リスデキサンフェタミン
（齋藤万比古：注意欠如・多動症-ADHD-の診断・治療ガイドライン　第5版（ADHDの診断・治療指針に関する研究会ほか編），
p34，じほう，2022．より転載）

◆ 依存性

　ドパミン神経は脳内報酬系ともいわれ，その伝達物質であるドパミンの増量は，薬物依存性を引き起こすおそれがあります．実際に，メチルフェニデートを主成分とするリタリン®は，遷延性のうつ病に対して使用された時期がありましたが，薬物依存による乱用が社会的問題となり，うつ病の適応取り消しや厳格な使用制限につながった経緯があります．

　メチルフェニデート徐放剤はメチルフェニデートの溶出を緩やかにし，持続性を備えることにより，薬物依存リスクを下げるように設計された薬剤です．ADHD患者が小児期に中枢神経刺激薬を服用した場合，成人になっても薬物依存のリスクは上がらないことが証明されています[2]．ま

た，リスデキサンフェタミンは動物を用いた依存性試験では精神依存性が認められていますが，国内試験では依存症が疑われる症例は認められていません．

依存症の報告はないのですが，理論的には薬物依存に陥る可能性は存在するため，中枢刺激性薬の使用にあたってはADHD適正流通管理システムに医師，患者，保険薬局がすべて登録されている必要があります．処方を受けたら処方医が登録されているか，患者のIDとともにADHD適正流通管理システムで確認します．保険薬局も管理薬剤師がEラーニングを受講し登録されていなければ調剤ができません．なお，メチルフェニデート徐放剤もリスデキサンフェタミンも処方日数の上限は30日で，ほかの薬局への譲渡は禁止されています．

◆ チック

チックとは，突発的に起こってしまう素早い身体の動きや発声です．チックの原因は，黒質-線条体のドパミン受容体の過感受性による異常な興奮といわれています．中枢神経刺激薬は前頭前野だけでなく黒質-線条体のドパミン神経も活発にするためチックの症状を悪化します．そのため，チックの既往歴・家族歴のある患児には禁忌で，非中枢刺激性のアトモキセチンかグアンファシンが使用されます．特にグアンファシンは，欧米ではチックの治療薬としても用いられているため使用が勧められます．

用量を調節する・切り替える

ADHDの患者に対するメチルフェニデート徐放剤，アトモキセチン，グアンファシンの単剤療法において，適用量の範囲内で十分な効果が認められなかったり，選択した薬剤に有害反応が出たりした場合は第2段階に移行します．第2段階でも基本は単剤療法が推奨され，第1段階で使用した薬剤以外の2剤から選択します．この選択で症状の改善が認められれば，選択した薬剤で維持療法に移行します（図3）[1]．第1段階もしくは第2段階のどちらかでメチルフェニデート徐放剤を積極的に使用することを推奨しています．

第2段階でも改善がみられなければ，①リスデキサンフェタミン，②メチルフェニデート徐放剤＋アトモキセチンもしくはグアンファシン，③第2段階までに使用しなかったリスデキサンフェタミン以外の最後の1薬剤，④薬物療法の中止，から選択します（第3段階）．併用療法は効果に十分なエビデンスがないため，有害反応を承知したうえで選択する必要があります．

第4段階ではリスデキサンフェタミンを使用しなかった場合のみリスデキサンフェタミンの単剤療法を検討します．併用療法は根拠が確実ではないため，第4段階の選択肢には入りません．リスデキサンフェタミンで改善が認められれば維持療法に移行しますが，第4段階まで薬物療法を行っても症状の改善が見込まれない場合は薬物療法の中止を考慮します．なお，薬物療法中止の選択はそれぞれ第3および第4段階でも考慮します．

ADHDの薬物療法を中止しても，症状や社会的問題が深刻な場合は抗精神病薬や気分安定

薬の使用を試みることがあります．しかし，これらの治療法は適応外使用になるため，ガイドラインでは推奨されていません．使用する場合も，目的と予想される有害反応を保護者もしくは患児本人に説明し同意を取り，有害反応を常にモニターする必要があります．

アドヒアランスを阻害する要因を取り除く

ADHDの治療薬は錠剤またはカプセルのため，小児特有の味覚に関するアドヒアランスの低下は起こりません．むしろ，ADHDの病態や治療の意義について理解を深める必要があり，薬剤師は保護者への教育とともに患児への語りかけも必要となります．

◆ 保護者に対する対応

アドヒアランスが低下する原因として，薬物治療に対する漠然とした不安があります．人守らが行った患児と保護者の服薬アドヒアランス調査をみると，保護者が薬物治療に対して否定的な評価をする要因には副作用を含めた長期的な影響への不安が認められました[3]．そのため服薬指導では「薬は補助で，学校や家庭で摩擦なく過ごせるように後押しするだけ」と説明し，「ずっと飲み続けてもよいし，また必要がなくなればいつでも止めてよい薬」ということを伝えています．

否定的な評価をするもう1つの原因は，薬剤効果がわかりづらいことです．非中枢神経刺激薬は効果をすぐに実感できないという欠点があるため，服薬指導中にどんな小さな効果でも共有します．第3者である教師などは変化を実感することが多く，学校での様子を聞いてみると効果がわかることもあります．

◆ 患児に対する対応

患児のアドヒアランス低下の要因の1位は「薬を飲むのが面倒」です[3]．患児は決まった時間の服用が苦手なため，声かけは必須です．眠気が強いと授業などに支障が出て服用を拒否することもあるため，服用開始時には副作用を丁寧に説明します．また「悪い所を治すために薬を使うのではなく，個性のために損をしないように，個性を活かすための薬」であることを伝えています．

見逃してはいけない副作用とその対処法

◆ 中枢神経刺激薬の副作用

メチルフェニデート徐放剤とリスデキサンフェタミンはドパミンの再取り込みを抑制するため，さまざまな副作用をもたらします．

食欲不振

ドパミンはアセチルコリンの遊離を抑制するため，消化管運動が低下し，吐き気，胸やけ，食

欲不振を生じさせます．中枢神経刺激薬を服用するとほとんどの患児は給食を食べきれないため，給食の量を少なめにしてもらうよう学校に相談することを勧めます．昼食で摂れない分は夕食の量を増やす，または間食を摂ることで補います．

不　眠

ドパミン神経が活発になると睡眠が阻害されるため，朝に服用すれば夜には効果が切れるように設計されています．しかし，服用時間が午後にずれると夜間の睡眠が取れなくなるため，必ず朝食後に服用するように伝えます．朝食後に服用し続けても不眠が続く場合は，薬剤の変更も考慮します．

チック

チックの既往がない場合もチック症状を起こす可能性があります．メチルフェニデート徐放剤の添付文書をみると小児臨床試験では7.1％でチックを発症しており，注意が必要な副作用の一つとなっています．まばたきや咳払い，首振りや奇声を本人の意思に関係なくくり返すようなチックの症状が認められた場合は薬剤変更の必要があるので，かかりつけの医師に連絡します．

◆ 非中枢神経刺激薬の副作用

非中枢神経刺激薬の副作用は中枢神経刺激薬に比べると軽く，徐々に軽減するものが多いです．

◆ アトモキセチン

副作用として頭痛，食欲不振，傾眠，腹痛，悪心があります．多くの副作用は服用開始直後に現れ，体の慣れとともに改善がみられるため，服用時は忍容性を確認しながら1週間以上の間隔を空けて漸増し，至適維持量を決めます．効果を実感するより先に副作用が発現するため，自己判断で服薬を中止することがあります．服薬指導にあたっては，作用・副作用の発現を時系列で丁寧に説明する必要があります．

◆ グアンファシン

最も多い副作用は眠気で，そのほとんどは軽度ですが，高所に登ったりする遊びや，組体操や倒立などの運動には注意が必要です．眠気が気になる場合は夕食後の服用に変えることで対応できます．

グアンファシンはかつて，エスタリック®という販売名で降圧薬として流通していました．服薬後は血圧への影響もみられることから，投与開始前と用量変更1〜2週間後，至適用量決定後には血圧・脈拍数を測定するようにと添付文書に記載されています．心電図のQT延長も報告されているため，心血管系への影響を示唆する症状（徐脈，失神，ふらつき，動悸など）が現れた場合

は適切な処置を行うことが求められます．

　特に気をつけたいのは，自己判断での服薬中止により，血圧の急激な上昇や頻脈がみられることです．薬局では服薬開始時だけでなく服薬期間中も，自己判断で服薬をやめないようによびかけることが不可欠です．服薬中止時には原則として3日間以上かけて1mgずつ漸減しますが，その際も血圧・脈拍を測定して，患者の状態をよく観察しながら減薬して休薬に至ります．

（松本康弘）

引用文献　　1）ADHDの診断・治療指針に関する研究会ほか編：注意欠如・多動症−ADHD−の診断・治療ガイドライン，第5版，じほう，2022.
　　　　　　2）Barkley RA, et al：Pediatrics, 111：97-109, 2003.
　　　　　　3）大守伊織ほか：岡山大学大学院教育学研究科研究集録，174：9-14，2020.

依存症治療薬（アルコール，ニコチン）

作用点の違いを比較する

◆ アルコール依存症

　アルコール依存症の治療目標は断酒の達成と継続ですが，依存症は治療の継続が重要で，ドロップアウトしないよう飲酒量低減という選択肢もあります．そのいずれにおいても治療の主体となるのは「心理社会的治療」であり，薬物治療は補助的な役割を担っています．薬物治療は，解毒治療（アルコール離脱症状）と再発予防に分類されますが，本稿では再発予防のみ記載します．

　再発予防のための薬物治療は，表1に示す3種類があります．

アルデヒド脱水素酵素阻害薬

　アルデヒド脱水素酵素阻害薬のうち，わが国ではジスルフィラム（ノックビン®）とシアナミド（シアナマイド内用液1%「タナベ」）がアルコール依存症に保険適用を有しています．

　アルコールは主に肝臓でアルコール脱水素酵素により分解され，アセトアルデヒドとなり，アルデヒド脱水素酵素により酢酸に変化し，最終的には二酸化炭素と水に分解されます．本剤を服用してアルコールを摂取すると，肝臓でのアルデヒド脱水素酵素が阻害され，血中アセトアルデヒドの濃度が上昇します．それによって，顔面紅潮，悪心・嘔吐，頭痛，動悸などの不快な症状が起こり，飲酒を控えることが容易になると考えられています．

　ジスルフィラムはアルコール摂取後5〜10分で悪心などの急性症状が出現し，アルコールに対する感受性は，服用後14日間は持続します[1]．シアナミドは服用後5分で作用を発現しはじめ1〜3時間で作用は最も強くなり，6時間後にも作用を持続し，24時間後にはほとんどなくなります[2]．

表1 **アルコール依存症再発防止のための薬物療法**

アルデヒド脱水素酵素阻害薬	・ジスルフィラム ・シアナミド
グルタミン酸作動性神経活動阻害薬	・アカンプロサート
オピオイド受容体阻害薬	・ナルメフェン

グルタミン酸作動性神経活動阻害薬

　グルタミン酸作動性神経活動阻害薬のうち，わが国ではアカンプロサート（レグテクト®錠）がアルコール依存症に保険適用を有しています．アルコール依存では中枢神経系の主要な興奮性神経であるグルタミン酸作動性神経の活動が亢進して，興奮性神経伝達と抑制性神経伝達の間に不均衡が生じると考えられています．アカンプロサートの作用機序は明確ではありませんが，アルコール依存で亢進したグルタミン酸作動性神経活動を抑制することで神経伝達の均衡を回復し，アルコールの自発摂取抑制や報酬効果抑制につながると推察されています[3-5]．

オピオイド受容体阻害薬

　オピオイド受容体阻害薬のうち，わが国ではナルメフェン（セリンクロ®錠）がアルコール依存症に保険適用を有しています．ナルメフェンは脳内のμオピオイド受容体およびδオピオイド受容体に対しては拮抗薬として，κオピオイド受容体に対しては部分的作動薬として作用する[6]ことによって，アルコールの報酬的な効果が阻害されることで飲酒量の低減作用を発揮すると考えられていますが，明確な機序は不明です．

◆ ニコチン依存症（タバコ使用障害）

　DSM-5において，ニコチン依存症（タバコ使用障害）の治療は「完治」という基準はありません．12ヵ月間，タバコ使用障害の基準を満たさない状態が寛解とされ，寛解が治療の目標となります．また，ICD-11においても同様の基準となっています．

　ニコチン依存症の治療としては，ニコチン置換法（nicotine replacement therapies：NRT）とニコチン受容体部分作動薬があります（表2）．

ニコチン置換法（NRT）

　NRTは，禁煙時に出現するニコチン離脱症状（タバコが吸いたい，イライラするなど）に対して喫煙以外の方法でニコチンを体内に補給し，その症状を軽くすることで禁煙につなげる方法です．わが国では，喫煙以外の方法でニコチンを体内に補給するもの（治療薬）としてニコチンパッチ〔医療用医薬品（ニコチネルTTS）およびOTC医薬品（ニコチネルパッチ）〕とニコチンガム（ニコレット®，OTC医薬品）があります．

表2　ニコチン依存症の治療

ニコチン置換法	・ニコチンパッチ 　医療用医薬品：ニコチネルTTS 　OTC医薬品：ニコチネルパッチ ・ニコチンガム 　OTC医薬品：ニコレット®
ニコチン受容体部分作動薬	・バレニクリン（出荷停止中）

　ニコチンパッチ（経皮吸収ニコチン製剤）は，タバコ中に含まれるニコチンを経皮的に吸収させ，禁煙時の離脱症状を軽減することを目的とした禁煙補助剤です．医療用医薬品として処方箋による投薬の場合には，ニコチン依存症管理料の算定に伴って処方された場合に限り算定可能ですが，処方箋の「備考」欄に「ニコチン依存症管理料の算定に伴う処方である」と記載する必要があります．

　同様に，ニコチンガムは口腔内粘膜からニコチンを吸収させて，禁煙時の離脱症状を軽減することを目的とした禁煙補助剤です．

ニコチン受容体部分作動薬

　わが国ではバレニクリン（チャンピックス®錠）がニコチン依存症に保険適用を有しています．バレニクリンはニコチン受容体の部分作動薬であり，特に$\alpha_4\beta_2$ニコチン受容体に高い親和性をもちます．バレニクリンが脳内の$\alpha_4\beta_2$ニコチン受容体に結合すると，ニコチンを遮断して喫煙による満足感を抑制するとともに，ニコチン作用により放出されるよりも少量のドパミンを放出させ，禁煙に伴う離脱作用や喫煙に対する切望感を軽減します[7]．

　しかし，チャンピックス®錠は社内基準値を超えるN-ニトロソバレニクリンが検出されたことにより2021年6月から出荷停止，2021年7月末に自主回収（クラスII）となっており[8]，2024年2月現在でも出荷再開の目途は立っていません．

病態に合わせて選ぶ・使う

◆ アルコール依存症

　アルコール依存症の治療目標は，原則的には断酒とその継続です．特に重症のアルコール依存症や明らかに身体的・精神的合併症を有している場合，深刻な家族・社会的問題を有している場合には，断酒を目標とすべきです．しかし，患者が断酒に応じない場合には，まずは説得することから開始します．うまくいかない場合には，治療からのドロップアウトを防ぐために飲酒量低減から開始し，うまくいかない場合には，断酒に切り替える方法もあります[9]．また，軽症のアルコール依存症で，身体的・精神的合併症がなく，患者が希望する場合には，飲酒量低減も治療目標となりえます．

　薬物治療は，治療の目標が断酒の場合と飲酒量低減の場合で選択薬が異なります（表3）．

表3　アルコール依存症の治療目標ごとの薬物療法

断酒	第一選択薬：アカンプロサート 第二選択薬：ジスルフィラム，シアナミド
飲酒量低減	ナルメフェン

断酒の場合

　断酒を目標とする場合，アカンプロサートが第一選択薬となります．服用期間は原則的に6ヵ月ですが，必要に応じてさらに延長も考慮します．第二選択薬はジスルフィラムやシアナミドですが，断酒への動機づけがある患者に使用します．使用に際しては，その作用機序や副作用について十分に説明する必要があります．断酒を維持するために，薬物のアドヒアランスを高めるように配慮します．いずれの薬剤を使用しても，心理社会的治療の併用が断酒の維持に重要です．

飲酒量低減の場合

　飲酒量低減を目標に薬物治療をする場合にはナルメフェンが選択薬となりますが，飲酒量低減の意思のある患者にのみ使用することとなっています．「本剤の投与継続及び治療目標の見直しの要否について定期的に検討し，漫然と投与しないこと」とされているため，3ヵ月ごとをめやすに治療の評価が必要です．また，アルコール依存症治療の主体は心理社会的治療であることから，服薬遵守および飲酒量の低減を目的とした心理社会的治療と併用していない場合の有効性は確立していません[6]．

　また，ナルメフェンの処方にあたっては，薬剤料算定要件（以下ア～エ）を満たす必要があります（2023年12月現在）．

ア）アルコール依存症の患者に対して，アルコール依存症に係る適切な研修を修了した医師が，アルコール依存症に係る適切な研修を修了した看護師，精神保健福祉士，公認心理師等と協力し，家族等と協議の上，詳細な診療計画を作成し，患者に対して説明を行うこと

イ）必要に応じて患者の受入が可能な精神科以外の診療科を有する医療体制との連携体制があること

ウ）心理社会的治療については，アルコール依存症に係る適切な研修を修了した医師によって行い，その要点及び診療時間を診療録に記載すること
　なお，少なくとも本剤の初回投与時においては，30分を超えて当該治療を行うこと（本剤の初回投与までの診療時において30分を超えて当該治療を行った場合を除く）

エ）ア及びウに定めるアルコール依存症に係る適切な研修は，「診療報酬の算定方法」（平成20年厚生労働省告示第59号）別表第一医科診療報酬点数表（以下「医科点数表」という.）区分番号「A231-3」重度アルコール依存症入院医療管理加算の算定にあたり医師等に求められる研修に準じたものであること

　前述の医師などに求められる研修については，日本アルコール・アディクション医学会および日本肝臓学会が主催する「アルコール依存症の診断と治療に関するeラーニング研修」が該当します[10]．

◆ ニコチン依存症（タバコ使用障害）

ニコチン置換法（NRT）

　ニコチネルTTSは循環器疾患，呼吸器疾患，消化器疾患，代謝性疾患などの基礎疾患をもち，医師により禁煙が必要と診断された禁煙意志の強い喫煙者が，医師の指導のもとに行う禁煙の補助です．使用にあたっては，禁煙意志の強い喫煙者の禁煙補助を目的としていることを患者に十分説明し，禁煙宣誓書などにより禁煙意志の強いことを確認してから使用します．

リスク因子を考慮して選ぶ・使う

◆ アルコール依存症

　高齢者に対しては，アカンプロサートやナルメフェンは使用しやすいですが，身体疾患を有している場合，消化器症状や傾眠などの副作用が発見されにくいので，服薬指導などの際に確認が必要となります．また，ジスルフィラムやシアナミドは，重篤な心臓・肝臓・腎臓障害や呼吸器疾患を有する場合には禁忌となっていること，認知機能障害を有する場合には服用したことを忘れて飲酒してしまうことや過量に服薬してしまう可能性もあるため，注意が必要です．

◆ ニコチン依存症（タバコ使用障害）

　ニコチンパッチとニコチンガムは，効果には差がないとされています．タバコが吸いたくなったときに，仕事上いつでもガムを噛むことができない人や義歯などによりガムを噛むことが難しい人はニコチンパッチ，皮膚の弱い人などはニコチンガムの使用が選択されます．

用量を調節する・切り替える

◆ アルコール依存症

　重症な依存症のケースであっても本人が断酒を希望しない場合には，飲酒量低減を暫定的な治療目標にすることも考慮します．その際，飲酒量低減がうまくいかない場合には断酒に目標を切り替えます．断酒と飲酒量低減によって選択する薬剤は異なります．選択薬については，前述の「病態に合わせて選ぶ・使う」を参照ください．

◆ ニコチン依存症（タバコ使用障害）

　ニコチンパッチは，通常最初の4週間はニコチンとして52.5 mg含有製剤を貼付し，次の2週間はニコチンとして35 mg含有製剤を貼付し，最後の2週間はニコチンとして17.5 mg含有製剤を貼付します．最初の4週間に減量の必要が生じた場合は，ニコチンとして35 mg含有製剤を貼付します．ただし，10週間を超えて継続投与しないことが原則です．

アドヒアランスを阻害する要因を取り除く

◆ アルコール依存症

　アルコール依存症では，断酒を継続することは非常に困難です．時に治療方針が患者の希望に沿っていない場合には，治療からドロップアウトする可能性が考えられるため，患者の希望に沿った治療選択をすることが重要です．さらに，1人で断酒を継続することは困難であるため，患者が治療に前向きに取り組めるよう，認知行動療法，集団精神療法〔自助グループ：アルコホーリクス・アノニマス（Alcoholics Anonymous：AA）〕，動機づけ面接，家族療法（家族会）などの心理社会的治療の併用が必須です．

　薬物治療は，特にアドヒアランスが問題となるため，家族や他者の見ている前での服用などを考慮する必要があります．

◆ ニコチン依存症（タバコ使用障害）

　ニコチン依存症では，タバコは健康に害があると知っていながら「やめたくてもやめられない」状態にあります．ニコチンの薬理作用以外の影響もあると考えられているため，喫煙者の喫煙理由ややめられない理由について理解し，問題を解決することが必要です．そのため，認知行動療法や動機づけ面接などの精神療法の併用が必須です．また，2020年に禁煙治療用アプリおよびCOチェッカー（呼気中の一酸化炭素濃度を測定する機械）が薬事承認され，保険適用のもと使用できるようになりました．

見逃してはいけない副作用とその対処法

◆ アルコール依存症

　シアナミドはAST，ALT，γ-GTP，LDH，ALP，ビリルビンなどの上昇を伴う肝障害や黄疸を引き起こすことがあるため，肝機能のモニターをしながら使用します．特に長期投与により肝細胞にスリガラス様封入体（ground glass inclusion）が現れることがある[11, 12]ので注意が必要です．

　ジスルフィラムは，重篤な脳障害，肝機能障害が現れることがあるので，投与を中止するなどの適切な対処を行います．

　アカンプロサートは，下痢，嘔気，腹部膨満，傾眠などが高頻度で出現します．また，アナフィラキシー，血管浮腫の報告もあり，異常が認められた場合にはただちに投与を中止し，適切な処置を行う必要があります．

　ナルメフェンは，悪心・嘔気が高頻度で出現します．また，注意力障害・浮動性めまい・傾眠・不眠などが現れることがあるので，投与を中止するなどの適切な対処を行います．

◆ ニコチン依存症（タバコ使用障害）

　NRT は副作用として動悸，吐気や悪心・嘔吐，胃腸疾患や不眠などの症状がみられます[13]．特にパッチ製剤は 24 時間貼付するため，就寝中に不眠などの睡眠障害が現れることがあります．その場合には使用中止を考慮します．また，使用中の喫煙により循環器系などへの影響が増強されることがあるので，本剤使用中は喫煙させないことが必要です．

　過量に投与した場合には，急性ニコチン中毒の徴候・症状〔蒼白，発汗，嘔気，流涎，嘔吐，腹部痙攣，下痢，頭痛，めまい感，聴覚障害，視覚障害，振戦，精神錯乱，筋脱力感，全身痙攣，疲憊，神経反応の喪失，呼吸不全．致死量では，全身痙攣，死亡につながる末梢性および中枢性呼吸麻痺，非常にまれに心不全（非喫煙者において）〕を呈します．その場合には，パッチをただちにはがし，石鹸などを使用せずに，その皮膚表面を水で洗い乾燥させることが必要です．急性ニコチン中毒に対する処置として，呼吸麻痺に対しては人工呼吸を行います．また，正常体温を維持し，低血圧，心血管虚脱には対症療法を行います．

　喫煙中に CYP1A2 で代謝される薬剤を服用している場合は，NRT を使用して禁煙を開始後にその薬剤の作用が増強するおそれがあるため，禁煙開始後にその薬剤の用量調整などが必要になる場合があります．主な薬剤はカフェイン，テオフィリン，イミプラミン，ペンタゾシン，フロセミド，プロプラノロール，ロピニロール，クロザピン，オランザピンがあります．

　バレニクリンは，嘔気などの胃腸障害，不眠症，悪夢，頭痛などが高頻度で発現することが報告されており，重篤な場合には，投与を中止するなどの適切な対処を行うことが必要です．

（髙橋結花）

文献
1) ノックビン®原末，医薬品インタビューフォーム，2023 年 11 月改訂（第 6 版）．
2) シアナミド内用液 1%「タナベ」，医薬品インタビューフォーム，2023 年 11 月改訂（第 6 版）．
3) De Witte P：Addict Behav, 29：1325-1339, 2004.
4) Gass JT, et al：Biochem Pharmacol, 75：218-265, 2008.
5) Olive MF, et al：Pharmacol Biochem Behav, 100：801-810, 2012.
6) セリンクロ®錠 10mg，添付文書，2021 年 11 月改訂（第 1 版）．
7) チャンピックス®錠 0.5mg，1mg，添付文書，2020 年 10 月改訂（第 1 版）．
8) ファイザー・ジャパン：チャンピックス錠 出荷停止継続のお詫びとご案内，2022 年 8 月．
9) 新アルコール・薬物使用障害の診断治療ガイドライン作成委員会監，樋口 進ほか編：新アルコール・薬物使用障害の診断治療ガイドライン，新興医学出版，2018.
10) 厚生労働省保険局医療課：疑義解釈資料の送付について（その 77），事務連絡令和 3 年 10 月 8 日，2021.
11) Suzuki Y, et al：Alcohol Clin Exp Res, 24：100S-105S, 2000.
12) Yokoyama A, et al：Alcohol Clin Exp Res, 19：1307-1311, 1995.
13) Mills EJ, et al：Tob Induc Dis, 8：8, 2010.

認知症治療薬

08

作用点の違いを比較する

認知症の領域では最近まで，コリンエステラーゼ（ChE）阻害薬であるドネペジル，ガランタミン，リバスチグミンの3剤と，NMDA受容体拮抗薬のメマンチンがアルツハイマー型認知症の治療薬として，ドネペジル（現在のところアリセプト®のみ）がレビー小体型認知症治療の治療薬として承認されていました．それらに加えて，2023年9月に，新規作用機序の認知症治療薬であるレカネマブ（レケンビ®点滴静注）が新たに承認されました．

◆ コリンエステラーゼ阻害薬（ChE阻害薬）の作用メカニズム

脳内のアセチルコリン（ACh）は記憶形成に重要な役割をもち，脳神経全般の活動に関連しています．特に，アルツハイマー型認知症における中核症状（記憶障害や見当識障害などの認知機能の障害）の発現は，前脳基底部のマイネルト基底核という部位でのAChのはたらきの低下が大きな要因と考えられています[1]．アルツハイマー型認知症では，Ach神経系の機能低下が起こっているにもかかわらず，アセチルコリンエステラーゼ（AChE；AChをすみやかにコリンと酢酸に分解する酵素）は減少しないために，脳内ACh濃度はより低下傾向を示します．ChE阻害薬はAChE阻害作用を介して，脳内ACh濃度を高めてコリン作動性神経の神経伝達を賦活し，中核症状を改善します．

◆ NMDA受容体拮抗薬（メマンチン）の作用メカニズム

アルツハイマー型認知症では，グルタミン酸神経系の機能異常によってNMDA受容体が過剰に活性化しているとされています．これによって，細胞内にCa^{2+}が過剰に流入して神経細胞障害が発生します（細胞内外のCa^{2+}濃度差には10^4倍程度の開きがあるため，Ca^{2+}チャネルの異常開口は細胞壊死などに直結することがあります）．NMDA受容体の調節機構が不良になった際に，メマンチンはNMDA受容体のアロステリック結合部位に作用してCa^{2+}の細胞内への流入を調節します（図1）．生理的な情報伝達は阻害せずに，過剰な刺激のみを阻害することができます[2-4]．

用語解説：アロステリック結合部位

アロステリック効果とは，酵素や受容体などのタンパク質の機能が，主なリガンド（特異的に結合する物質）とは別の結合部位に結合する他の化合物（制御物質）によって調節されるしくみを指し

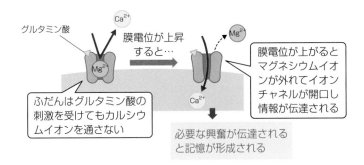

a 通常のNMDA受容体のはたらき

b 認知症時のNMDA受容体とメマンチンのはたらき

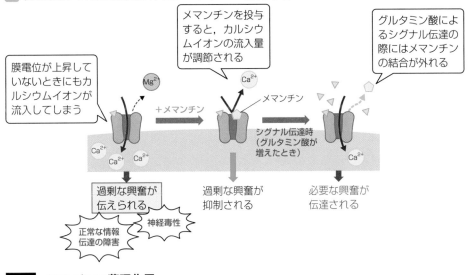

図1　**メマンチンの薬理作用**

（文献3，4を参考に作成）

ます．今回の場合，メマンチンがアロステリック結合部位に結合することでCa²⁺チャネルが影響を受け，チャネルの開口・閉口が状況によって調節されるしくみを指します．

◆ レカネマブの作用メカニズム

レカネマブは，可溶性のアミロイドβ凝集体に対するヒト化モノクローナル抗体です．神経毒性を有するアミロイドβ凝集体に選択的に結合し，脳内から除去するはたらきをもち，アルツハイマー型認知症の病態進行を抑制する疾患修飾作用が示唆されています．アルツハイマー型認知症の新しい二次予防法として期待されています．

　ChE阻害薬3剤およびNMDA受容体拮抗薬1剤はそれぞれ使用できるアルツハイマー型認知症の重症度が異なり，また用量も重症度によって異なります．加えて，ChE阻害薬どうしは併用できない点にも注意が必要です．

◆ コリンエステラーゼ阻害薬（ChE阻害薬）

ドネペジル

　ドネペジルの特徴としては，①軽度から高度までのアルツハイマー型認知症の薬物治療が行われるすべての重症度分類で投与可能である，②半減期が約70時間と長いことから1日1回投与である，③治療維持量に至るまでの期間が他の認知症治療薬と比べて短い，などがあげられます．また，ドネペジルはアルツハイマー型認知症とレビー小体型認知症の両方に保険適用がありますが，その投与スケジュールは少し異なります（図2）．

ガランタミン

　ガランタミンはAChE阻害作用に加えて，ニコチン性アセチルコリン受容体（nAChR）に対するアロステリック増強作用により，脳内AChの機能を増強させることが知られています．ChE阻害薬は精神活動における興奮作用を示すと言われていますが，ChE阻害薬のうちガランタミンは各神

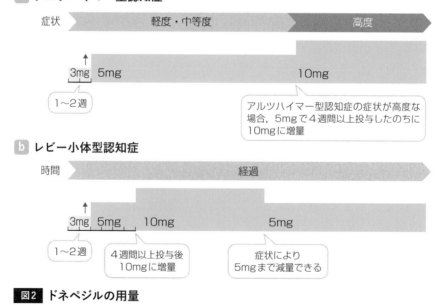

a　アルツハイマー型認知症

症状　　軽度・中等度　　　高度

3mg　5mg　　　　　　10mg

1〜2週

アルツハイマー型認知症の症状が高度な場合，5mgで4週間以上投与したのちに10mgに増量

b　レビー小体型認知症

時間　　　　　経過

3mg　5mg　10mg　　　5mg

1〜2週

4週間以上投与後10mgに増量

症状により5mgまで減量できる

図2　ドネペジルの用量

経系に総合的に作用することでやや静穏的に働くとされます．そのため，攻撃性などが現れやすい患者に対して使用しやすい薬剤と考えられています．

リバスチグミン

　リバスチグミンは経皮吸収型製剤であるため，嚥下機能が低下した患者や拒薬傾向の強い患者などへの有用性が高いと期待されます．加えて，リバスチグミンは主にエステラーゼおよび硫酸抱合により代謝され，シトクロムP450（CYP）による代謝の寄与はわずかであることから，CYP阻害作用または誘導作用の強い薬剤と併用しても薬物動態の変化が少ない点が特徴です．CYPによる代謝を受けるドネペジルやガランタミンと比べて相互作用でのリスクは低いと考えられます．

◆ NMDA受容体拮抗薬（メマンチン）

　メマンチンは腎排泄型薬剤であり，腎機能障害を有する患者ではAUC（血中濃度-時間曲線下面積）の増加および半減期の延長が認められています．そのため，高度の腎機能障害（クレアチニンクリアランス値：30 mL/分未満）の患者では，維持量の上限が1日1回10 mgと低用量になっています．メマンチンは，CYPで代謝されにくいことが示されており，CYP阻害作用の強い薬剤と併用しても相互作用が少ないことが想定されます．また，静穏的に作用するため，興奮し攻撃性などが現れやすい症状をもっている場合に使用しやすい薬剤と言えます．

◆ 抗ヒト可溶性アミロイドβ凝集体モノクローナル抗体（レカネマブ）

　レカネマブはヒト化抗可溶性アミロイドβ凝集体免疫グロブリンG1（IgG1）モノクローナル抗体です．アミロイドβは，単量体（モノマー），小さな二量体および三量体から，より大きなオリゴマー（分子量の比較的小さい重合体），およびプロトフィブリル（線維を形成する前段階）までの可溶性アミロイドβ凝集体に加え，不溶性のフィブリル（線維）と，さまざまな形態で存在しています．このうち，アミロイドβプロトフィブリルがシナプス機能を障害し，神経細胞毒性を示すことが示唆されています．このプロトフィブリルがアルツハイマー型認知症の進行に伴って臨床的に観察される，認知機能低下，そして最終的には認知症を引き起こすと考えられています．レカネマブは，可溶性プロトフィブリルに結合し除去する作用により，軽度認知障害（MCI）および軽度のアルツハイマー型認知症の進行を抑制する効果が期待されています．

リスク因子を考慮して選ぶ・使う

◆ 認知症治療薬の興奮作用および静穏作用

　認知症患者では易怒性が，認知症の初期，さらには認知症の発症以前のMCIの時点からみられる場合があります．こうした症状を緩和するためには，基本的に薬物療法に先んじて生活上の工夫や非薬物療法を行いますが，薬物療法では静穏作用が比較的強いNMDA受容体拮抗薬

であるメマンチンが有用とされています．なお，認知症治療薬を服用している患者を対象とする服薬状況の調査[5]で，メマンチンではなくChE阻害薬を投与されている患者では併用した抗精神病薬の使用量が増加する傾向にあり，睡眠薬の使用量には有意な増加が認められました．この結果から，メマンチンには患者の精神興奮を落ち着かせる役割があると考えられています．

認知症治療薬で易怒性がコントロールできない場合には，①抗精神病薬，②抗不安薬，③漢方薬（抑肝散など），④気分安定薬などが使用されます．また，鎮静系の薬剤ではありませんが，抗うつ薬は攻撃性や焦燥に効果があると言われています．いずれも保険適用外使用であり，また，低用量からの使用が原則です．

用量を調節する・切り替える

◆ 使用を開始するタイミングと治療薬の選択

アルツハイマー型認知症の中核症状に対する薬物治療の開始はできるだけ早い方がよいとされています．しかし，認知症の症状が出ていない段階やMCIの段階からの薬物療法は，有害事象の発現リスクという点においても，医療倫理的にも避けるべきです．また，NMDA受容体拮抗薬（メマンチン）は軽度のアルツハイマー型認知症に対する有効性を見いだすには至らなかったため，中等度および高度のアルツハイマー型認知症のみの適応となっています．投与を開始する際には，各症例の重症度に注意が必要です．

◆ ChE阻害薬＋メマンチンの併用効果

アルツハイマー型認知症では，ChE阻害薬とメマンチンを併用できます．ChE阻害薬服用中の患者にメマンチンを併用する際のポイントとしては，①経過に伴い中核症状の進行・悪化がみられるか，②易怒性や攻撃性などの症状が出現してきているかの2つがあげられます．

ChE阻害薬とメマンチンを併用する場合には2剤同時の追加や増量は避けるべきです．ドネペジルとメマンチンを併用したときの有害事象の発現率は，ドネペジル＋メマンチン併用群とドネペジル単剤群で同程度であり，メマンチンの併用による新たな問題は認められなかったという報告[6]もありますが，それぞれの薬剤の有効性と安全性を確認しながら併用することが重要です．

◆ 服用の止めどきはいつか─最高度認知機能障害時の薬剤使用の判断

高度障害に至り意思疎通が図れなくなった段階，寝たきりになった段階や，嚥下障害から経鼻栄養が導入された際には薬物療法を中止するタイミングと判断できるかもしれません．しかし，認知症の症状が高度であっても認知症治療薬の有効性が報告されている事例はありますので，患者家族との十分なインフォームド・コンセントのうえで投与中止を決定する必要があります．

また，消化器系の副作用が強く出現した場合や，心電図異常などの心血管系の副作用が出現するような場合には，認知症治療薬を中止して経過を観察する必要があります．なお，薬剤の急

速中断によって悪性症候群[7]やせん妄[8]が発現したという報告もありますので，中止の際は，新たな有害事象や症状悪化がないことを確認しながら時間をかけて漸減していきましょう．

アドヒアランスを阻害する要因を取り除く

◆ 服薬に不信感をもっている

　既存の認知症治療薬（ChE 阻害薬および NMDA 受容体拮抗薬）の効果に対して，患者や家族・介護者が不信感をもっている場合があります．認知症治療薬は認知症の進行を遅らせることはできるものの，現状では，劇的な症状改善を望むことはできません．したがって，家族を含む介護者や医療スタッフから，薬の効果や服薬の意義を問われる場面が多くみられます．ただし，記憶障害などの中核症状についての改善はわかりにくいのですが，日常生活における活動状態の改善は見いだしやすい傾向にあります[9]．その部分を提示して，認知症治療薬の効果を実感していただきましょう．

患者自身が実感しやすい効果[9]
・頭がすっきりする．もやもやがとれる．頭痛が減る
・意欲が出る．前向きに物事が考えられる．明るくなる
・失敗が減る．計算などの間違いが減る
・他人から注意されることが減る

家族・介護者が実感しやすい効果[9]
・表情が柔らかくなる．イライラがなくなる．落ち着く
・挨拶をするようになる．まわりの変化に気づく
・新聞，テレビを見るようになる
・会話の量が増える
・混乱することが減る
・置き忘れ，しまい忘れが減る
・家事，庭いじりなどをするようになる

◆ 服薬管理ができない

　患者自身では服薬管理ができないときには，次のような方法を試してみましょう．

①服薬管理を家族，スタッフなどにお願いする
②処方をシンプルにし，また，1 日の服薬回数を少なくする．一包化する
③薬包に日付や服薬時点を記載する．内容ごとに色ペンなどで色分けをする
④お薬カレンダーを有効活用する

⑤電子お薬手帳などのアラーム機能を利用する

⑥医療・介護スタッフの協力を仰ぐ

◆ 服薬が困難

　認知症患者さんに服薬介助を行う場合，薬剤の剤形によって困難さが異なります[10]．最も介助しやすい剤形は口腔内崩壊錠（OD錠）とされており，その理由は，服用時に飲水を伴わないからです．

　リバスチグミン（貼付剤）やレカネマブ（注射剤）以外の認知症治療薬にはさまざまな剤形が設定されていますので，認知症患者のライフスタイルや介護必要度に合わせて剤形を使い分けられます．薬剤に対する感受性が高く副作用が出現しやすい患者には，細かく用量設定ができる散剤が便利です．経皮吸収型製剤であるリバスチグミンは介護者などが視覚的に容易に貼付状況を確認できるメリットがあります．

見逃してはいけない副作用とその対処法

◆ コリンエステラーゼ阻害薬（ChE阻害薬）の副作用とその対応

▼消化器症状

　ChE阻害薬の主な副作用には，消化器系の症状（食欲不振，悪心・嘔吐，下痢）と精神神経系の症状（興奮，不穏，不眠，易怒性，せん妄など）があげられます．いずれも投与初期や増量後に出現する可能性が高くなります．予防的観点から，ChE阻害薬は3剤とも少量から増量します．これによって，嘔気や食欲不振などの胃障害をある程度は避けられますが，症状が重い場合には添付文書どおりの増量にこだわらずに減量や中止も検討しましょう．対症薬として，制吐薬のドンペリドン，プロトンポンプ阻害薬（PPI），H_2受容体拮抗薬（H_2ブロッカー）を推奨する報告があります．

▼皮膚症状

　リバスチグミンで高頻度にみられる有害事象は，皮膚症状（紅斑，瘙痒感，浮腫，皮膚の剥離，接触性皮膚炎）です．皮膚症状は，①貼付部位を毎日変更する，②入浴時に貼付した部位をよく洗浄する，③日常から保湿を心がける，④皮膚症状が発生し3日以上持続する場合は，ステロイド軟膏や抗ヒスタミン外用剤を塗布するなどの工夫で軽減できます[11]．

◆ メマンチンの副作用

　メマンチンの副作用としては，めまい，頭痛，精神異常興奮などがあげられます．特に腎障害患者では，メマンチンの血中濃度が上がりやすいために，副作用のリスクが高くなります．

◆ レカネマブの副作用

▼急性輸液反応（infusion reaction）

　レカネマブは点滴静注製剤であるため，急性輸液反応（インフュージョンリアクション）として，頭痛，悪寒，発熱，吐き気，嘔吐などの症状が現れることがあります．徴候や症状を注意深く観察し，異常が認められた場合は，必要に応じて注入速度を下げるか，注入を中断または中止し適切な処置が求められます．

　なお，インフュージョンリアクションとは点滴時にみられる副作用のことで，薬剤による過敏症とは異なる特有の症状が現れます．主な症状には，発熱，寒気，頭痛，発疹，嘔吐，呼吸困難，血圧低下，アナフィラキシーショックなどが含まれます．原因は明確ではありませんが，サイトカイン放出に伴う一過性の炎症やアレルギー反応が引き起こされるためと考えられています．インフュージョンリアクションは治療開始後24時間以内に多く現れ，異常が認められた場合は治療を一時中断し，適切な対処が必要です．薬剤投与前に抗ヒスタミン薬やステロイド薬を使用することで，発生頻度の減少が期待できます．

▼アミロイド関連画像異常（ARIA）

　レカネマブの作用機序に関連する重大な副作用として，アミロイド関連画像異常（ARIA）の発現リスクがあります．ARIAは2種類に分けられ，①血管透過性の亢進により脳内の浮腫または滲出液の貯留を生じるARIA-浮腫/滲出液貯留のほか，②血液の漏出で生じるARIA-微小出血，およびヘモジデリン沈着，脳表ヘモジデリン沈着症，脳出血が現れることがあります．

　ARIAに関連する症状としては，頭痛，錯乱，視覚障害，めまい，吐き気，歩行障害などが報告されています．

（三輪高市）

文献
1）岩本俊彦：Geriatric Medicine（老年医学），60：546-547，2022.
2）浦上克哉：認知症の最新医療，1：74-81，2011.
3）Parsons CG, et al：Neuropharmacology，53：699-723, 2007.
4）Parsons CG, et al：Neuropharmacology，38：735-767, 1999.
5）中村友喜ほか：日本病院薬剤師会雑誌，54：41-46，2018.
6）Atri A, et al：Alzheimers Res Ther, 5：6, 2013.
7）Nagamine T：International Medical Journal, 23：470-471, 2016.
8）Bidzan L, et al：Neurol Sci, 33：1459-1461, 2012.
9）三輪高市：調剤と情報，24：59-64，2018.
10）今井幸充：治療，87：433-442，2005.
11）中村　祐：治療，93：1889-1896，2011.

精神科領域で使われる漢方薬

　精神科薬物療法において漢方薬が用いられる場合，大きく2つの目的で使用されます．ひとつは精神疾患の症状改善のために用いるケースです．このケースでは，添付文書の効能・効果に精神疾患の症状改善に関する明確な記載があることが少なく，薬剤によっては効果発現の類推すら難しいものがあります．もうひとつは向精神薬の副作用軽減のために用いる場合で，この場合は添付文書の効能・効果に沿って処方されることがほとんどです．

　精神科で漢方薬を用いるメリットはいくつかあります．ひとつには，精神疾患の診断がつきにくい状態の患者にも使用できることがあげられます．漢方医学では，患者の体質や症状を「証」とよび，特に，「虚実（体力や病気に対する抵抗力の程度）」「寒熱（寒がり，暑がりなどの自覚的な所見）」「六病位（おもに急性期疾患のステージ分類）」「気血水（気：目に見えないエネルギー，血：目に見える赤色の液体で物質的側面を担う，水：無色の液体．病的な状態はそれぞれの不足・偏在などによって生じる）」の大きく4つのカテゴリーから診断を選択して患者の「証」を決定します．精神科領域の諸症状に関連する気血水は「気うつ（抑うつ，イライラ，不安などの精神症状やのどのつかえなどの身体症状）」や「気逆（突然ののぼせ，めまい，イライラなど）」と捉え（表1）[1]，これらに加え，患者の虚実や寒熱を考慮し漢方薬を選択していきます．

　また，漢方薬は発達障害や身体症状を伴う抑うつ症状の緩和，女性ホルモンなどの内分泌系の異常が原因となる精神・身体疾患に伴う種々の症状緩和などに対して，場合によっては向精神薬よりも効果を得やすいこともあります．精神科医の神田橋條治によって提唱された桂枝加芍薬湯と四物湯の同時服用（神田橋処方）は，自閉症スペクトラム障害の心的外傷後ストレス障害

表1　気血水による病態の把握

分　類		主な症状
気の異常	気うつ	呼吸困難感，抑うつ気分，咽喉頭異物感など
	気逆	頭痛，めまい，のぼせ感など
	気虚	意欲障害，食欲不振など
血の異常	瘀血	頭痛，うつ状態，健忘など
	血虚	健忘，不安感など
	血熱	不安，焦燥感，易怒性など
水の異常	水毒	めまい，頭痛，動悸，不安感など

（文献1より作成）

神田橋処方：桂枝加芍薬湯と四物湯の同時服用（各5g/分2が一般的）.
神田橋條治（精神科医）が両剤の同時服用が自閉症スペクトラム障害の心的外傷後ストレス障害（PTSD），フラッシュバックに効果があることを報告[2]．経験に起因する処方なので，明確な作用機序は不明．桂枝加芍薬湯がメインの効果ではないかとされている.

神田橋処方の変法
- 桂枝加芍薬湯 ＋ 四物湯
- 桂枝加芍薬湯 ＋ 十全大補湯
- 小建中湯 ＋ 四物湯
- 小建中湯 ＋ 十全大補湯
- 桂枝加芍薬大黄湯 ＋ 四物湯
- 桂枝加芍薬大黄湯 ＋ 十全大補湯

図1 神田橋処方

（文献2を基に作成）

（PTSD）やフラッシュバックに効果があるとされています（図1）[2].

　さらに，漢方薬は向精神薬と比較すると副作用はかなり少ないことがあります．漢方薬には錐体外路症状や抗コリン作用などの副作用がないため，抗精神病薬などで副作用が出現する高齢者にも比較的安全に使用できます．また，漢方薬を向精神薬の補助的役割として用いることで向精神薬の副作用を緩和させ，向精神薬の投与量を減量することができる場合もあります.

　薬は飲みたくないという患者のなかには，「向精神薬は飲まないが漢方薬なら飲む」という患者も少なからず存在します．そのような場合には，向精神薬を無理強いするよりも漢方薬から服薬を始めることで，その後の薬物療法の導入が進めやすくなります.

症状改善のために用いられる漢方薬

　精神疾患の症状改善のためによく用いられる漢方薬とその特徴を図2に示します.

◆ 柴胡加竜骨牡蛎湯

　柴胡加竜骨牡蛎湯は，神経質で不安や焦燥が強く，動悸や胸部の不快感が起こる場合に用いられ，幻聴や聴覚過敏，対人恐怖などによる不安，熟眠障害などを改善する作用があります．比較的体力がある患者向きです.

◆ 桂枝加竜骨牡蛎湯

　桂枝加竜骨牡蛎湯は，柴胡加竜骨牡蛎湯と基本的な適応は同じですが，健胃作用がある桂枝が含まれていることから，体力が弱っている患者に用いられます．また，性機能障害の改善作用もあります.

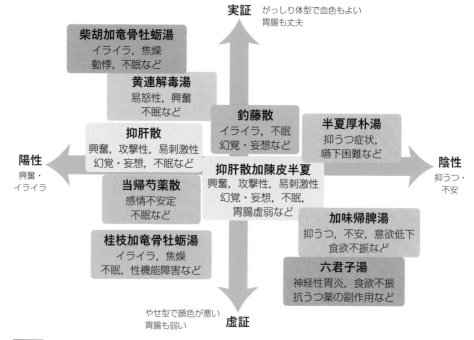

図2 精神疾患の症状改善のために用いられる漢方薬

◆ 加味帰脾湯

　加味帰脾湯は，気力や体力・食欲の低下，不眠などのうつ病の諸症状，胃腸虚弱，倦怠感，貧血に伴う体力の減退などに用いられます．抑うつ症状の改善作用は抗うつ薬よりも弱いですが，躁転しにくいという利点があります．

◆ 半夏厚朴湯

　半夏厚朴湯は，ヒステリーに対する基本的な漢方薬です．体力的には普通からやや低下している患者で，抑うつ症状や不安に加え，咽頭に違和感を訴えるような場合に用いられます．胃にやさしく，制吐作用が期待できることから，SSRIなどの投与初期にみられる消化器系の副作用対策や神経性胃炎の改善目的で用いられることもあります．

◆ 六君子湯

　六君子湯は，基本的な健胃薬であり，神経性胃炎の改善目的やSSRIなどの投与初期にみられる消化器系の副作用対策に用いられることもあります．また，機能性ディスペプシア患者の上部消化管愁訴に対して有効であり，抑うつ状態を伴う機能性ディスペプシア患者の抑うつ症状と高コルチゾール血症を改善することが報告されています[3]．

◆ 抑肝散

　抑肝散は，本来小児の夜泣きや疳の虫の薬であり，イライラや易怒性などを静めるのに用いられます．また，認知症患者の興奮性の強い行動心理症状に対しては漢方薬のファーストチョイスと考えられています．抑肝散は基礎医学的にも研究が進んでおり，セロトニン1A受容体のパーシャルアゴニスト作用[4]やグルタミン酸過剰放出抑制作用[5]などによって不安や興奮を抑えていると考えられます．

◆ 抑肝散加陳皮半夏

　抑肝散加陳皮半夏は，抑肝散に陳皮と半夏の2つの生薬が加わり，胃腸機能低下を改善する作用が増強されています．対象とする症状は抑肝散と同じですが，より体力が低下した患者に用います．

◆ 釣藤散

　釣藤散は，やや虚証で，頭痛・頭重感，めまい，肩こり，眼の充血といった，頭頸部を中心とした症状に用いられている漢方薬です．抑肝散と同様，イライラがある患者に適しています．また，血管性認知症の不眠や幻覚・妄想などで改善の報告があります[6]．さらに，抑肝散や釣藤散に共通する生薬の「釣藤鈎」には，セロトニン系を介した抗不安作用があるとされています[7]．

◆ 黄連解毒湯

　黄連解毒湯は，比較的体力がある患者で，のぼせ，ほてりなどに加えて，イライラ，易興奮性，不眠の症状が強い場合に用いられます．同様の漢方薬に抑肝散がありますが，抑肝散は気分の波を整える気分安定作用が強いのに対して，黄連解毒湯は鎮静作用が強いとされています．また血管性認知症の易怒性や不機嫌などで改善の報告があります[8]．

◆ 当帰芍薬散

　当帰芍薬散は，虚弱な婦人の月経困難や貧血，足腰の冷え，めまい，むくみ，しびれなどに用いられる処方ですが，男女にこだわらず，また高齢者でも同様の症状に対して用いられます．血管性認知症の睡眠障害や感情の不安定さで改善の報告があります[9]．

向精神薬の副作用緩和に用いられる漢方薬

　また，向精神薬の副作用緩和に用いられる主な漢方薬を表2に示します．六君子湯や加味帰脾湯などは精神症状の改善効果に加えて，向精神薬の副作用軽減の両方を期待して用いられることがあります．

表2 向精神薬の副作用と漢方薬

副作用	原因となる主な向精神薬	用いられる漢方薬
口喝	抗精神病薬，抗うつ薬など	白虎加人参湯
便秘	抗精神病薬，抗うつ薬など	大建中湯・麻子仁丸・潤腸湯・大黄甘草湯など
嘔気	抗うつ薬（SSRI，SNRI）	六君子湯
離脱症状	ベンゾジアゼピン系薬	加味帰脾湯

SSRI：選択的セロトニン再取り込み阻害薬，SNRI：セロトニン・ノルアドレナリン再取り込み阻害薬

漢方薬使用上の注意点

　精神科で漢方薬を利用する際の注意すべき点として，精神疾患に対する漢方薬の効果は比較的弱いことがあげられます．統合失調症や双極性障害，発達障害などの精神疾患では，ときに激しい症状を呈することがあります．このような場合には漢方薬単独で対処することは難しく，向精神薬を中心に治療を進める必要があります．また，構成生薬の重複や相互作用を回避するため，漢方薬同士の併用は一般的に2種類までにとどめ，同時に何種類も用いないことも重要です．重複に注意が必要な生薬としては，麻黄や甘草があげられます．麻黄の場合，交感神経興奮作用を有するエフェドリンを含むため，過量に服用すると不眠，多汗，動悸，脱力感，精神興奮などが現れることがあります．また甘草は鎮痛・消炎効果があることから，多くの漢方薬に含まれる生薬ですが，その主成分であるグリチルリチン酸の影響で過量に摂取した場合，偽アルドステロン症やミオパシー，高血圧症，低カリウム血症，むくみなどが現れることがあります．大黄は健胃作用や緩下作用を期待する漢方薬に含まれますが，体力がない人には腹痛や下痢，食欲不振などの副作用が出やすくなります．OTC医薬品では販売名に漢方処方名が入っていないため，漢方薬であると判断しにくい場合や，配合剤で生薬やその成分を含有するものもあります．

　当然のことですが，漢方薬にも副作用はあります．発疹・発赤や瘙痒感などのアレルギー症状，甘草含有製剤にみられる偽アルドステロン症やミオパシー，麻黄含有製剤にみられる精神興奮だけでなく，重大な副作用として，間質性肺炎や肝機能障害，腸間膜静脈硬化症などにも注意が必要な漢方薬もあります．また，高齢者に漢方薬を用いる場合では，腎臓や肝臓をはじめとする身体諸機能の低下や低アルブミン血症などの薬物代謝への影響を考慮し，通常，成人の2/3〜1/2，場合によっては1/3の投与量を用います．

　また，向精神薬との相互作用にも注意が必要です．生薬のなかには，シトクロムP450（CYP）のCYP3A4や2D6に対する阻害作用を有するものが多く知られており，これらを含む漢方薬を併用する場合には，向精神薬の血中濃度が上昇する可能性を考慮し，注意して用いる必要があります（表3）．

表3 シトクロムP450阻害作用に注意すべき漢方薬

CYP	阻害作用を有する主な生薬	阻害作用を有する生薬を含む主な漢方薬
3A4	桂皮，牡丹皮，大黄，蘇木，五味子，羌活，丁子，白芷など	柴胡加竜骨牡蛎湯，桂枝加竜骨牡蛎湯，大黄甘草湯など
2D6	桂皮，黄連，黄柏，釣藤鈎，厚朴，防已，山椒，丁子，麻黄，羌活，蘇木，牡丹皮，大黄など	柴胡加竜骨牡蛎湯，桂枝加竜骨牡蛎湯，黄連解毒湯，半夏厚朴湯，抑肝散，抑肝散加陳皮半夏，釣藤散など

CYP：シトクロムP450

　漢方薬は添付文書の効能・効果以外の意図で処方される場合があります．これは精神科薬物療法にもときとしてみられることですが，処方医の処方意図を理解して患者に適切な情報を提供するためには，医師と薬剤師との普段からのコミュニケーションが重要です．

（中村友喜/吉丸公子）

文献
1）漢方医学雑誌，21：114-122，2014．
2）神田橋條治：臨床精神医学，36：417-433，2007．
3）岡 孝和ほか：臨牀と研究，67：243-245，1990．
4）Terawaki K, et al：J Ethnopharmacol, 127：306-312, 2010.
5）Takeda A, et al：Nutr Neurosci, 11：41-46, 2008.
6）Terasawa K, et al：Phytomedicine, 4：15-22, 1997.
7）Jung JW, et al：J Ethnopharmacol, 108：193-197, 2006.
8）荒木五郎ほか：老年期痴呆，4：110-117，1990．
9）稲永和豊ほか：Progress in Medicine, 16：293-300, 1996.

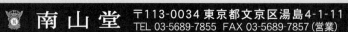

第 **3** 章

用語解説

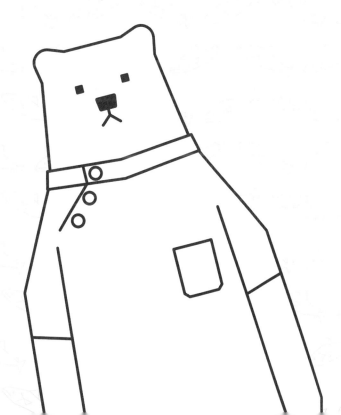

中枢神経系の神経伝達物質

　神経系は，中枢神経系と末梢神経系から構成されます．このうち，中枢神経系を分類すると，脳（主に頭蓋骨の中に入っている部位）と脊髄（主に脊椎骨の中に入っている部位）に分けられます．さらに脳を構成する領域を解剖学的に分類すると，大脳〔終脳，間脳（視床・視床下部）〕，小脳，脳幹（中脳・橋・延髄）に分けられます（図）．

　大脳は，外界からの刺激や情報を分析・統合するはたらきをもち，認知機能や情動，記憶などに関わっています．小脳は知覚や運動機能を統合するはたらきをもちます．脳幹はさまざまな機能をもつ神経核（神経細胞群）の集合体で，自律神経の機能中枢があるほか，意識や覚醒状態の調節にも重要な役割をもち，生命維持に必須の器官です．

気分や行動に関わる神経伝達物質のはたらき

　私たちは喜びや怒り，悲しみ，楽しみといったさまざまな感情をもっていると同時に，つねに思考しながら行動しています．こうした感情や思考は脳内の精神機能のネットワークを使って統合・実行され，その活動には，さまざまな神経伝達物質が不可欠です（表1）．

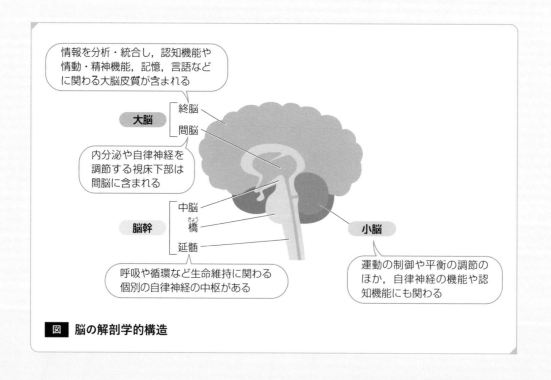

情報を分析・統合し，認知機能や情動・精神機能，記憶，言語などに関わる大脳皮質が含まれる

大脳　終脳　間脳

内分泌や自律神経を調節する視床下部は間脳に含まれる

脳幹　中脳　橋　延髄

小脳

呼吸や循環など生命維持に関わる個別の自律神経の中枢がある

運動の制御や平衡の調節のほか，自律神経の機能や認知機能にも関わる

図　脳の解剖学的構造

表1　脳内の代表的な神経伝達物質とはたらき

神経伝達物質	関連する脳のはたらき
ドパミン	情動，不安，認知機能，睡眠と覚醒，行動
セロトニン（5-HT）	情動，認知機能，攻撃性，運動機能
ノルアドレナリン	認知機能，注意，覚醒，ストレス反応など
アセチルコリン	認知機能，学習，記憶，覚醒
ヒスタミン	睡眠と覚醒，摂食行動
GABA（γ-アミノ酪酸）	不安軽減，リラックス，鎮静，傾眠
グルタミン酸	興奮，記憶，学習

表2　中枢神経系の神経伝達物質と関連する代表的な中枢作用性の薬剤

神経伝達物質	神経伝達物質の作用を亢進する薬	神経伝達物質の作用を抑制する薬
ドパミン	・パーキンソン病治療薬	・抗精神病薬〔第一世代抗精神病薬，第二世代抗精神病薬，ドパミン受容体部分作動薬（すべてD_2受容体）〕
セロトニン（5-HT）	・抗うつ薬（モノアミントランスポーター） ・抗うつ薬（$5-HT_2$，$5-HT_3$受容体） ・抗不安薬（$5-HT_1$受容体）	・抗精神病薬（$5-HT_2$受容体）
ノルアドレナリン	・抗うつ薬（モノアミントランスポーターなど）	—
アセチルコリン	・認知症治療薬（コリンエステラーゼなど）	・パーキンソン病治療薬
ヒスタミン	—	（末梢のH_1受容体に対して用いられる抗ヒスタミン薬の中枢作用による眠気など）
GABA（γ-アミノ酪酸）	・抗不安薬（$GABA_A$受容体） ・睡眠薬（$GABA_A$受容体） ・抗てんかん薬（$GABA_A$受容体） ・気分安定薬（GABAトランスアミナーゼ）	—
グルタミン酸	—	・抗てんかん薬（NMDA受容体，AMPA受容体） ・認知症治療薬（NMDA受容体）

表中の（　　）内には主な標的分子を示した.

　神経伝達物質や，それらを使って情報伝達を行う神経の数が変動したり，機能がうまく制御できなくなったりすると，感情や思考を安定させる作用のほか，運動の制御などのはたらきが不十分になり，気分障害や運動障害など，精神科領域や脳神経内科領域で取り扱われる症状・疾患が生じます．そのため，神経伝達物質の合成・再利用に関わる分子や神経伝達物質の受容体を標的として，たくさんの治療薬が開発されています（表2）.

　　　　　　　　　　　　　　　　　　　　　　　　　　　　　　（三輪高市）

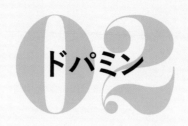

ドパミン

中枢神経系に存在するドパミン神経系（ドパミンを神経伝達物質として情報伝達を行う神経系）には，①中脳辺縁系神経路，②中脳皮質系神経路，③黒質線条体系神経路，④漏斗下垂体系神経路の4つの神経束が認められています（図）．その神経系は精神活動や運動機能を担っており，統合失調症に影響する神経の代表格としてよく知られています．

ドパミン神経系のはたらき

◆ **中脳辺縁系神経路**：中脳から大脳辺縁系に刺激や情報を伝える経路です．大脳辺縁系は情動や意欲，本能的な判断（恐怖や不安など）との関連のほか，行動の動機づけに関わる報酬系と関係が深いことが知られています．この経路で過剰な興奮が生じると，統合失調症の陽性症状（妄想，幻覚など）が現れると考えられています．

◆ **中脳皮質系神経路**：中脳から大脳皮質に刺激や情報を伝える経路です．大脳皮質は，知覚のほか，さまざまな情報を統合したり思考・判断を行ったり，記憶などにも関連するはたらきをもつと知られています．この経路の機能低下によって，統合失調症の陰性症状（感情鈍麻など）や認知機能障害が現れると考えられています．

◆ **黒質線条体神経路**：中脳にある黒質から大脳基底核にある線条体に刺激や情報を伝える経路で，運動や姿勢の調節に重要なはたらきをもつことがわかっています．また，この経路の機能低下が生じると（黒質にあるドパミン神経が変性して産生するドパミン量が減少すると），パーキン

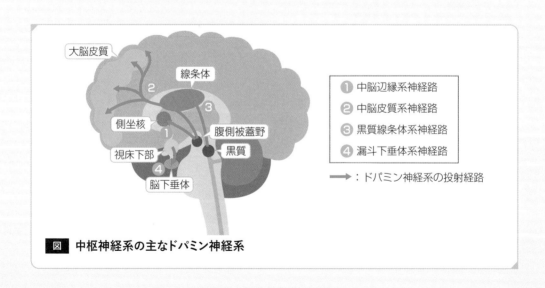

図　中枢神経系の主なドパミン神経系

ソン病の静止時振戦や筋固縮などの運動障害が現れることも明らかにされています.

◆ **漏斗下垂体系神経路**：視床下部から脳下垂体に刺激を伝える経路です. 下垂体は内分泌器官であり，さまざまなホルモンを放出します. 視床下部のドパミン神経からの刺激によって，妊娠維持や乳汁分泌などの生殖に関わるプロラクチンというホルモンの放出を抑制します. 抗精神病薬を使用すると，このドパミン神経も抑制してしまうために，副作用である高プロラクチン血症を引き起こします.

主な医薬品との関連：ドパミンの作用を弱める医薬品群

◆ **抗精神病薬**（リスペリドン，オランザピン，アリピプラゾールなど）：統合失調症を治療する薬剤群です. 発症機序仮説の一つであるドパミン仮説に基づき，ドパミン神経系におけるドパミン過剰に対して，ドパミン受容体を抑制して症状を改善します（図中の①の部位に作用）.

◆ **制吐薬**（メトクロプラミド，ドンペリドンなど）：ドパミンは，CTZ（化学受容器引金帯）にあるD_2受容体に作用して嘔吐を誘発します. CTZは，先に説明した4つのドパミン神経系とは異なり，脳幹部に存在します. メトクロプラミド，ドンペリドンなどの制吐薬はこのCTZにおけるドパミン作用を遮断して制吐作用を示します.

主な医薬品との関連：ドパミンの作用を強める薬剤群

◆ **パーキンソン病治療薬**（レボドパ，ブロモクリプチン，ゾニサミドなど）：パーキンソン病は，中脳の黒質や大脳辺縁系の線条体（図中の③の部位）において，アセチルコリン神経系とドパミン神経系のバランスが崩れ，アセチルコリン神経系が優位になると症状が発現するとされています. 治療には，アセチルコリン系を抑制する薬剤群とドパミン系を賦活する薬剤群を用います. ドパミン系を賦活する薬剤群には，①ドパミンのプロドラッグであるレボドパ，②ドパミンアゴニスト（作動薬）であるブロモクリプチン，ペルゴリド，プラミペキソールなど，③レボドパ賦活作用をもつゾニサミド，④ドパミン遊離促進薬であるアマンタジンなどがあります. なお，ドパミン拮抗薬はパーキンソン症状様の作用（薬原性錐体外路症状）を引き起こしますが，その作用に対してドパミン系賦活薬は有効性を示しません.

◆ **高プロラクチン血症治療薬**（カベルゴリン，ブロモクリプチンなど）：ドパミンは下垂体からのプロラクチン遊離を制御（図中の④の部位と関連）していますが，抗精神病薬などのドパミン受容体拮抗薬などを使用すると，本来の制御が解除されてしまい，遊離が亢進されて血中のプロラクチン量が上昇することがあります（高プロラクチン血症）. この作用を抑制するために，ドパミンの作用を高める薬剤が使われます.

◆ **覚せい剤**（メタンフェタミン，アンフェタミン）：ドパミン神経におけるドパミン遊離を亢進するなどの作用をもち精神興奮を引き起こします. 異常精神症状の出現や依存性などがあるため，特殊な薬物治療以外には用いられません.

（三輪高市）

ドパミン受容体

ドパミンの作用点は，細胞膜上にあるGタンパク質共役型受容体のドパミン受容体で，$D_1 \sim D_5$ の5種類のサブタイプが発見されています（表）．このうち，統合失調症などの精神疾患に最も深く関連するのは，D_2 受容体です．

D_2 受容体のはたらきと疾患との関連

D_2 受容体は統合失調症と深く関係しているとされており，その機序仮説は「ドパミン仮説」とよばれています．これは，脳内のドパミンが過剰になることで統合失調症が発症するとする仮説で，具体的には，大脳辺縁系のドパミンが過剰になることで，幻覚や妄想・興奮といった陽性症状を引き起こすと考えられています．現在使用される統合失調症の治療薬にはさまざまな作用機序をもつものがありますが，共通して脳内のドパミンのはたらきを抑制する作用をもつため，ドパミン神経系の関与が統合失調症の根幹にあることに異論はないと思われます．

なお，統合失調症の治療に使用される抗精神病薬は基本的に，ドパミンによって引き起こされる妄想・幻覚・精神運動興奮などの陽性症状を緩和しますが，過剰な抑制作用は，無為自閉・感情平板化などの陰性症状，認知機能障害，錐体外路症状や高プロラクチン血症などを引き起こすことがあります．脳内の領域（詳細はp.150）ごとにドパミン神経系およびD_2 受容体に作用する薬剤で引き起こされる現象は，具体的には次のとおりです．

①中脳辺縁系におけるドパミン神経系の異常興奮は陽性症状に影響し，抗精神病薬によるドパミン受容体の遮断作用は陽性症状を緩和する
②中脳皮質系におけるドパミン神経の過剰抑制は陰性症状や認知機能の発現につながる
③黒質線条体系におけるドパミン神経は運動機能の制御を担っており，ドパミン神経系の機能低下によって錐体外路症状が引き起こされる
④漏斗下垂体系におけるドパミン神経系は下垂体からのプロラクチン放出を制御しており，ドパミン神経系の機能低下によって高プロラクチン血症が引き起こされる可能性がある

また，D_2 受容体は脳幹部に存在するCTZ（化学受容器引金帯）にも発現するため，ドパミンの刺激により嘔吐が誘発されます．末梢神経では自律神経終末に存在して，交感神経からのノルアドレナリンの遊離や副交感神経からのアセチルコリンの遊離を引き起こします．

表 ドパミン受容体の5つのサブタイプ

	D_1受容体	D_2受容体	D_3受容体	D_4受容体	D_5受容体
分類	D_1様受容体ファミリー	D_2様受容体ファミリー	D_2様受容体ファミリー	D_2様受容体ファミリー	D_1様受容体ファミリー
発現部位	線条体，大脳皮質など	線条体，大脳皮質，辺縁系など	辺縁系(報酬系)	大脳皮質，辺縁系(海馬)など	辺縁系(海馬)，小脳など
発現数	多い	多い	限定的	限定的	限定的
関連性が指摘される疾患	パーキンソン病など運動障害	統合失調症，パーキンソン病	薬物依存，薬物乱用	注意欠陥・多動症	高血圧

D_1受容体，D_5受容体のはたらきと疾患との関連

D_1受容体とD_5受容体は構造や薬理学的な性質上の共通性が高く，同じグループ（D_1受容体様ファミリー）に分類されています．

また，D_1受容体はD_2受容体と同様に線条体に多く存在しており（表），D_2受容体とともに錐体外路症状への関与が大きいと考えられています[1,2]．D_5受容体については，役割の詳細は明らかになっていません．

D_3受容体，D_4受容体のはたらきと疾患との関連

D_3受容体とD_4受容体はD_2受容体と共通性が高く，同じグループ（D_2受容体様ファミリー）に分類されています．

D_3受容体は，高揚感や快感に関連する脳内報酬系（中脳辺縁系や大脳などに存在するドパミン神経系が形成する神経回路）に多く分布しており，依存などへの関わりが示唆されています[3,4]（表）．また，治療抵抗性統合失調症に用いられるクロザピンの有用性にD_4受容体が関与すると考えられていますが，詳細は明らかにされていません．

（三輪高市）

文献　1）杉山慶太：久留米醫學會雑誌，84(8/12)：305，2021.
　　　2）藤原広臨 ほか：核医学，48(3)：S259，2011.
　　　3）芦澤　健 ほか：日本アルコール・薬物医学会雑誌，54(4)：115，2019.
　　　4）有波忠雄：分子精神医学，(4)：429-432，2006.

ノルアドレナリン（アドレナリン）

01

　ノルアドレナリン（NA）は中枢神経系および末梢神経系で働いています．末梢では交感神経の情報伝達物質を担っており，はたらきが活発になると，心拍数の上昇，血圧上昇，消化器系の運動の抑制，脂肪や多糖質からのエネルギー産生などが引き起こされます．また，副腎皮質から放出されてシグナル伝達物質として働きます．

ノルアドレナリン神経系と情動および抑うつ症状

　ここからは，中枢神経系でのNAの作用を中心に解説します．中枢神経系ではNAは覚醒レベルの調節のほか，注意や記憶などの高次脳機能と深く関与しており，意欲，集中力，思考力などに影響します．はたらきが減弱するとうつ病の発症につながるほか，はたらきが過剰になると不安感や攻撃性が強くなり，めまい，動悸，心拍数の上昇など，パニック障害の症状につながるとされています．さらに，発達障害の一つであるADHD（注意欠如・多動症）にも関係しています．

　中枢において，NAは脳幹部の橋に存在する青斑核を起始核（神経による情報伝達の出発点）としています．そこから上行性に脳のさまざまな部位に神経線維を伸ばしています（図）．ここで言う「上行性」とは，脳幹部にある青斑核から，皮質などより高次機能をもつ脳組織に神経が伸びて

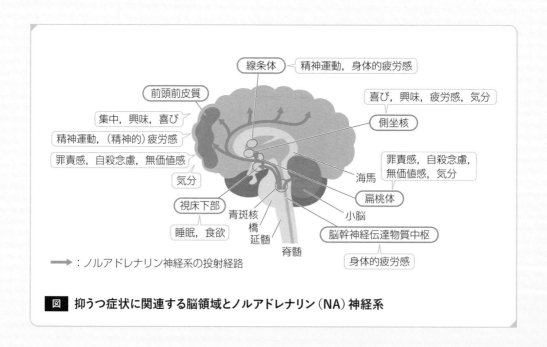

図　抑うつ症状に関連する脳領域とノルアドレナリン（NA）神経系

いることを意味します．なお，青斑核からは脊髄など下行性にも（末梢に向かって）情報を伝達しています．この神経系は疼痛シグナルの伝達を抑える役目を担っており，そのため抗うつ薬は慢性疼痛に使用されることがあります（セロトニンにも同じ作用があります）．

新規抗うつ薬とノルアドレナリン神経系

◆ SNRI（ミルナシプラン，デュロキセチン，ベンラファキシン）：SNRI（セロトニン・ノルアドレナリン再取り込み阻害薬）は，セロトニン（5-HT）神経系およびNA神経系のシナプス前神経の終末に存在するトランスポーターを阻害して，5-HTおよびNAの再取り込みを抑制するはたらきをもちます．これにより，シナプス間隙での5-HT量，NA量が増え，作用が増強されます．

◆ NaSSA（ミルタザピン）：NaSSA（ノルアドレナリン作動性・特異的セロトニン作動性抗うつ薬）は5-HT神経系およびNA神経系のシナプス前神経の終末に存在するアドレナリンのα_2自己受容体を阻害し，シナプス前神経からのNAや5-HTの遊離を亢進する作用をもちます．これにより，シナプス間隙での5-HT量，NA量が増えます（5-HT受容体に対する作用もあわせもっています）．

三環系・四環系抗うつ薬とノルアドレナリン神経系

三環系抗うつ薬・四環系抗うつ薬は，ノルアドレナリンに関連するトランスポーター阻害作用やα_2受容体阻害作用を示しますが，他にも，抗コリン作用，アドレナリン受容体拮抗作用，ヒスタミン受容体拮抗作用などをもちます．したがって，循環器や泌尿器への影響，唾液などの体液分泌や消化器などの障害による多くの副作用が発現しやすく，新規抗うつ薬に比べて忍容性が低い薬剤群です．

ADHD治療薬とノルアドレナリン神経系

ADHDは発達障害の一つで，「必要なときにじっとしていられない」「授業中など席についていられない」「少しのことでかっとしたり，乱暴をふるったりする」といった多動行動と，「ぼーっとしている」「集中できない」「忘れ物が多い」などの不注意な行動が混在します．このような特性から引き起こされる社会的なトラブルを抱えてしまいやすく，患者本人や周囲の方はしばしば困難や苦悩を感じています．なお，「多動」の傾向は幼児期や小学生くらいまでで治まってくることが多く，年齢を重ねて，中学生，高校生，大学生になってくると「不注意」の方が目立ってきます．

ノルアドレナリン神経系を興奮させる薬剤を使えば，それらの特性が緩和されることが多く，実際に医薬品として活用されています．臨床現場では，アトモキセチン（ノルアドレナリン再取り込み阻害薬），メチルフェニデート（ドパミン・ノルアドレナリン再取り込み阻害薬），グアンファシン（α_{2A}受容体を刺激して作用する薬剤），リスデキサンフェタミン（ノルアドレナリン・ドパミン再取り込み阻害，ノルアドレナリン・ドパミンの遊離作用，ノルアドレナリンなどの分解酵素であるモノアミン酸化酵素A（MAO-A）の阻害作用などを有する薬剤）といった医薬品が使用されています．

（三輪高市）

アドレナリン受容体

05

　ノルアドレナリンおよびアドレナリンが標的とするのは，細胞膜上にあるGタンパク質共役型受容体であるアドレナリン受容体です．アドレナリン受容体はα受容体とβ受容体に大別され，α受容体にはα₁とα₂の2種類のサブタイプが，β受容体にはβ₁〜β₃の3種類のサブタイプがあり，それぞれに異なる生理作用をもちます（表）．

　なお，アドレナリンはエピネフリンとも称されます．エピネフリンは米国で汎用される名称で，日本ではアドレナリンが正式名称とされています．また，アドレナリンとノルアドレナリンは，両方ともアドレナリンα受容体およびβ受容体に作用しますが，アドレナリンは末梢で分泌される神経伝達物質を指し，ノルアドレナリンは主に中枢神経系に存在しています．

　中枢神経系でのノルアドレナリンは，①セロトニンに対して抑制的に働く縫線核に投射（情報を伝達）し，気分を調節している，②認知機能に影響するマイネルト基底核でのアセチルコリンのはたらきを増強するなどの作用をもちます．

うつ病とノルアドレナリン

　うつ病の発症には，主にノルアドレナリン神経系とセロトニン神経系が関わっているとされています（詳しくはp.154，158）．

　うつ病になると，ノルアドレナリン神経からのノルアドレナリン（NA）の遊離と，セロトニン神経か

表　アドレナリン受容体の作用

分　類	作　用	作動薬	拮抗薬（遮断薬）
α₁受容体	平滑筋の収縮（血管，前立腺，尿道，瞳孔散大筋，汗腺）	ショック時や低血圧の治療に用いられる	高血圧，排尿障害（前立腺肥大症）などの治療に用いられる
α₂受容体	中枢性にノルアドレナリンの分泌抑制（間接的に末梢血管の拡張効果をもつ）	妊娠高血圧症候群の治療に用いられる	脳内α₂受容体の遮断作用などをもつNaSSAは抗うつ薬として用いられる
β₁受容体	心収縮力と心拍数の増加，レニン分泌の亢進	とくにβ₂受容体選択性の高いものが，気管支喘息・気道閉塞性疾患や切迫流産の治療に用いられる	高血圧，頻脈性不整脈，狭心症，慢性心不全の治療に用いられる（副作用として気管支喘息の悪化や耐糖能の異常を生じることがある）
β₂受容体	平滑筋の弛緩（気管，子宮，血管，腸管），房水産生の促進		
β₃受容体	代謝促進（グリコーゲンの分解，コレステロールの合成，熱産生），膀胱平滑筋の弛緩	過活動膀胱の治療に用いられる	

らのセロトニン（5-HT）の遊離が低下し，その結果，シナプス間の情報の伝達力が低下していると考えられています．そのため，薬物治療ではそれらの神経伝達物質がシナプス間隙に存在する量を増やすはたらきをもつ薬剤が用いられてきました．また，それだけでなく，前述の情報の伝達力の低下を補うためにノルアドレナリン受容体やセロトニン受容体の発現量の増加（受容体のアップレギュレーション）が生じてうつ病が発症するとの仮説もあり，抗うつ薬などの薬物治療によって，これらの受容体が再び少なくなれば（受容体のダウンレギュレーションが起これば）症状が改善されるとも考えられてきました．

　しかし，現在では受容体の増減よりも，神経伝達物質が受容体に結合したのちの反応〔脳由来神経栄養因子（BDNF）の増減や，海馬神経の機能低下・神経新生など〕がうつ病の発症や治療効果に重要な役割をもつとする研究データが報告されています[1]．

ノルアドレナリン関連タンパク質を標的とする主な医薬品（抗うつ薬）

◆ **抗うつ薬とノルアドレナリントランスポーター**：ノルアドレナリントランスポーター（ノルアドレナリン輸送体；NAT）は，ノルアドレナリンをシナプス間隙から神経終末に取り込んで再利用するはたらきをもちます．SSRIやNaSSA以外の抗うつ薬は，このトランスポーターを阻害して，シナプス間隙でのノルアドレナリン量を増やす効果をもちます．

◆ **NaSSAとα_2受容体**：α_2受容体は，末梢にはなく中枢のみに存在しており，自己受容体としてノルアドレナリンの遊離を抑制しています．NaSSA（ノルアドレナリン作動性・特異的セロトニン作動性抗うつ薬）はこの受容体に作用し，ノルアドレナリンの遊離を亢進して，シナプス間隙でのノルアドレナリン量を増やす効果をもちます．このα_2受容体はセロトニン神経系の神経終末にも存在し，5-HTの遊離も抑制しており，NaSSAの作用によってシナプス間隙での5-HT量も増加します．

用語解説：自己受容体

　自己受容体（autoreceptor）は，シナプス前神経の神経終末に存在する受容体です．神経細胞が放出した神経伝達物質がシナプス間隙で一定濃度以上になったとき，神経伝達物質によって自己受容体が刺激され，神経伝達物質の放出（遊離）が抑制されます．これは，一種のフィードバック機構であり，神経終末から神経伝達物質が過剰に放出されないよう抑制する役割をもっており，これによって過剰な神経興奮を抑えています．異なる神経間のシナプスを介した興奮の伝達は，さまざまな機構により制御されていますが，自己受容体も制御機構の一つです．

（三輪高市）

文献　　1）Berton O, et al：Nat Rev Neurosci, 7（2）：137-151, 2006.

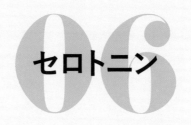

セロトニン

セロトニン（5-HT）は，体内に存在するうちの約90%が消化器粘膜に，8%は血小板中に存在しているため，中枢神経系に存在しているのはほんの2%程度です．中枢神経系では，5-HTを用いて情報伝達を行うセロトニン神経の細胞体の多くは脳幹にある縫線核に存在しますが，そこから刺激や情報を伝える先は脳の全体に広がっています．そのため，5-HTは，関わる脳の機能も，情動（不安・焦燥など）や睡眠，偏頭痛などの多岐にわたり，精神神経系において非常に重要な役割をもっています．

セロトニン神経系のはたらきは，ノルアドレナリン（NA）と並んでうつ病の発症と強く関連するほか，多岐にわたる精神作用をもっています．

うつ病とセロトニン（5-HT）

うつ病にみられる代表的な症状には，抑うつ気分や興味の喪失のほかに，体重や食欲の変化，不眠または過眠，焦燥または制止，疲労感，罪責感，無価値感，遂行機能障害，自殺念慮などがあげられます（詳しくはp.81）．これらの症状のうち，5-HTは特に不安感などを含めた情動に大きく影響していると考えられます．

5-HTはシナプス前神経の神経終末からシナプス間隙に放出され，シナプス後神経に存在するセロトニン受容体への結合を介して情報を伝達していきます（5-HT$_{1A}$刺激作用，5-HT$_{1B}$部分刺激作用など）．セロトニンは受容体に作用したのちに，モノアミンオキシダーゼ（モノアミン酸化酵素；MAO）に分解されるか，セロトニントランスポーターによってシナプス前神経へ再び取り込まれて再利用されます．

統合失調症治療薬（抗精神病薬）の副作用とセロトニン（5-HT）

抗精神病薬を用いると，ドパミン神経系の過剰抑制によって，錐体外路症状，陰性症状，認知機能障害，高プロラクチン血症などの重篤な副作用が引き起こされる場合があります．セロトニン神経系は，これらの副作用を引き起こすドパミン神経系に介入して，神経終末からのドパミンの遊離を抑制する作用をもちます．セロトニン・ドパミン拮抗薬（SDA）などの第二世代の抗精神病薬は，5-HT$_{2A}$受容体を拮抗する作用によってドパミンの遊離抑制を軽減し，抗精神病薬によって引き起こされる前述の副作用を改善する効果をもちます．

不安障害とセロトニン（5-HT）

人間にとって「恐怖」は現実の脅威に対する情動反応であり，「不安」は将来の脅威に対する予

期の反応です．生命の安全のために必要な反応ではありますが，この不安や恐怖が過剰になってしまうと，発汗や動悸，震えなどが引き起こされて日常生活に支障が生じ，やがては不安障害の発症につながります．不安障害の発症にセロトニン神経系も深く関わっているため，治療にはセロトニン選択的再取り込み阻害薬（SSRI）が第一選択薬として推奨されています[1]．

睡眠とセロトニン（5-HT）

睡眠を誘導する脳内物質の一つがメラトニンです．メラトニンは脳の松果体から分泌されるホルモンで，光の影響を受けて昼間には5-HTに代謝され，昼夜で濃度が変動することで概日リズム（サーカディアンリズム）をつくっています．5-HTは覚醒にも関係しており，昼間に高値になり，夜間はメラトニンに代謝されます．よって，5-HTのはたらきが低下すると，うつ病のリスクとともに不眠のリスクも高くなります．

痛みとセロトニン（5-HT）

セロトニン神経系はノルアドレナリン神経系と同様に，縫線核から大脳皮質系などの高次機能をもつ脳組織への上行性投射と，脊髄などの下部組織に向かう下行性投射の2つの神経ネットワークをもち，この下行性投射は疼痛に関連しています．そのため，SSRIやセロトニン・ノルアドレナリン再取り込み阻害薬（SNRI）などは疼痛治療において鎮痛補助薬として使用されます．

一方，セロトニンは末梢で血管平滑筋を収縮させる作用を示すように，中枢でも脳血管の収縮を引き起こします．そのため，血中のセロトニンが異常に減少すると，脳血管が拡張して片頭痛を引き起こすと考えられています．

中枢神経系以外で作用するセロトニン（5-HT）

5-HTは消化管運動を亢進させる作用をもつため，5-HTの作用を増強する薬剤には消化管への影響も予測されますが，抗うつ薬，特に三環系抗うつ薬では作用から予想されるはたらきとは逆に，便秘の副作用がしばしば生じます．これは5-HT固有の作用ではなく抗コリン作用（アセチルコリン受容体の遮断作用）によるもので，5-HTそのものは下痢の傾向を示します．消化器系に関する副作用としてはさらに，中枢神経系への作用ではありますが，脳幹に存在する化学受容器引き金帯に作用して嘔吐を引き起こします．

また，血小板中に存在する5-HTは，血液凝固，血管収縮，疼痛閾値の調節，脳血管の収縮活動の調節などに働きます．

（三輪高市）

文献 1）井上 猛：日本薬理学雑誌, 125（5）：297-300, 2005.

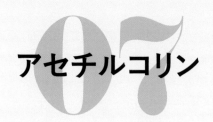

アセチルコリン

アセチルコリン（ACh）は中枢神経系および末梢神経系で働いています．末梢では交感神経・副交感神経での情報伝達物質を担っており，骨格筋や内臓筋の筋線維では収縮を促すほか，副交感神経を刺激することで，心拍数低下や唾液の産生などを促します．一方，中枢では運動機能や認知機能の制御に関与しています．

アセチルコリンは，コリンアセチルトランスフェラーゼ（ChAT）という酵素によってコリンとアセチルCoAから合成されます．生体内で放出されたアセチルコリンは，エステルの加水分解酵素であるアセチルコリンエステラーゼ（AChE）の作用で，コリンと酢酸にすみやかに分解されます．

脳内のアセチルコリン神経系の局在

アセチルコリン神経系（コリン作動性神経系）は，脳内では限られた場所に存在し，神経回路を構成しています．

脳内のアセチルコリンは記憶形成に重要な役割をもち，脳神経全般の活動に関連しています．特に，前脳基底部に存在する神経核の一つであるマイネルト基底核（図）でのアセチルコリンのはたらきが低下すると，アルツハイマー型認知症におけるさまざまな中核症状（記憶障害，見当識障害など）が発現するとされています．

マイネルト基底核は本来，アセチルコリンとその合成酵素であるChATを多く含んでいますが，マイネルト基底核に神経変性が生じるとアセチルコリンの産生が低下し，アルツハイマー型認知

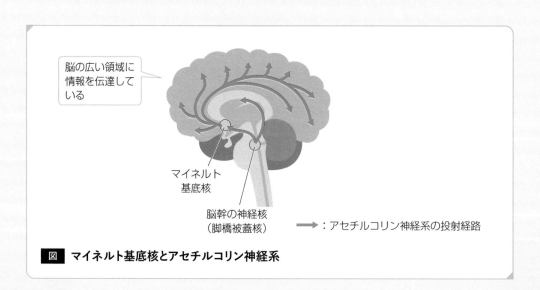

脳の広い領域に
情報を伝達して
いる

マイネルト
基底核

脳幹の神経核
（脚橋被蓋核）　　　　　➡：アセチルコリン神経系の投射経路

図　マイネルト基底核とアセチルコリン神経系

症，レビー小体型認知症や，パーキンソン病・パーキンソン症候群の非運動症状（例えば，精神的活動の減退，記憶障害，判断力の低下）などが発現します．

脳内のアセチルコリン神経系と疾患

　パーキンソン病・パーキンソン症候群や錐体外路症状は，脳におけるドパミン神経とアセチルコリン神経のバランスが崩れることで引き起こされると考えられています．2種の神経系のはたらきのバランスが崩れると，脳からの命令が全身にうまく伝わらず，手足の震え，動きが遅くなる，動かなくなる，前のめりになるなどの独特の症状が発現します．錐体外路症状はドパミンのD_2受容体を遮断する作用をもつ薬剤群（抗精神病薬，抗うつ薬，制吐薬など）でも引き起こされ，その場合は"薬原性錐体外路症状"と言います．

　脳内のアセチルコリンのはたらきが低下している状況（認知症，抗コリン薬の過剰投与時など）では，認知機能が低下します．薬剤性が疑われる場合には，起因薬の減量・中止や原因の除去などを行いますが，必要に応じてアセチルコリンを補完するコリンエステラーゼ阻害薬のような薬剤の使用が検討されます．アルツハイマー型認知症ではアセチルコリンの合成量が減少しているにもかかわらず，分解を行うAChEは減少しないために，脳内アセチルコリン濃度はより低下傾向を示します．

アセチルコリンに関連する主な医薬品

◆ コリンエステラーゼ阻害薬（ドネペジル，ガランタミン，リバスチグミン）：脳内のアセチルコリンの減少はアルツハイマー型認知症と関連があるとされ，実際に認知症では，前述のようにマイネルト基底核を中心にアセチルコリン神経系の機能が低下しています．コリンエステラーゼ阻害薬はアセチルコリンの分解を抑制し，アセチルコリンのはたらきの増強を介して認知症の進行を遅らせる効果を期待して使用されます．

◆ 抗コリン薬（運動障害の治療薬としての抗コリン薬）：パーキンソン病・パーキンソン症候群や薬原性錐体外路症状の治療薬として抗コリン薬が使用される場合があります．ただし，抗コリン薬にはQOLを低下させるような，口渇，尿閉，便秘，認知機能低下といった副作用があり，社会復帰の妨げになるほか，服薬アドヒアランスの低下の原因となることがあります．

（三輪高市）

アセチルコリン受容体

　アセチルコリンの受容体は，特有のアゴニスト（受容体を作動させる物質）で2種類に分けられ，それぞれのアゴニストの名前から，ニコチン性アセチルコリン受容体（ニコチン受容体），ムスカリン性アセチルコリン受容体（ムスカリン受容体）と名づけられています．

　アセチルコリン系の拮抗薬として知られるアトロピンやスコポラミンにはムスカリン受容体を阻害する作用があります．また，研究薬物として使用されるツボクラリンはニコチン受容体を阻害します．

ニコチン性アセチルコリン受容体（ニコチン受容体）

　ニコチン受容体は陽イオン選択性のイオンチャネル型受容体で，神経筋接合部，自律神経節，副腎髄質，中枢神経系などに分布します．ニコチン受容体は五量体で，5つのサブユニットの組み合わせで筋肉型と神経型に分かれます．筋肉型をNm受容体〔mはmuscle（筋肉）の意味〕，神経型をNn受容体〔nはnerve（神経）の意味〕とよびます．重症筋無力症では，Nm受容体に対する自己抗体の産生が報告されています（詳細は後述）．

　なお，ロクロニウムやベクロニウムなどのNm受容体遮断薬は末梢性筋弛緩薬としての作用をもち，Nn受容体遮断薬は自律神経の遮断や血圧低下の効果をもちます．バレニクリンはニコチン受容体の部分作動薬で，ニコチン依存症に対する禁煙補助薬として用いられています．

ムスカリン性アセチルコリン受容体（ムスカリン受容体）

　ムスカリン受容体は代謝型受容体（Gタンパク質共役型受容体）で，5種類（M_1〜M_5受容体）のサブタイプが存在しています．

　ムスカリン受容体は末梢では交感神経に支配を受ける器官に分布しており，消化管や肺などでの平滑筋の収縮や，分泌腺の刺激，心臓機能の抑制などを担っています．ピレンゼピンといったムスカリン受容体遮断薬（M_1受容体遮断薬）は胃液分泌を抑制し，消化性潰瘍の治療効果をもっています．チキジウムやブチルスコポラミンなどの抗コリン薬は，消化管のけいれんを抑制する効果をもちます．

　一方，ムスカリン受容体は中枢神経系にも広く分布して神経伝達を修飾しており，アルツハイマー型認知症や統合失調症の創薬ターゲットとして注目されています．

アセチルコリン受容体に関する疾患・症状

　重症筋無力症は自己免疫疾患の一つで，筋肉（神経筋接合部の筋側）にあるニコチン受容体（Nm受容体）に対する自己抗体によってアセチルコリンのはたらきが不足することで生じ，症状に

は筋力低下や易疲労性があげられます．治療薬としては，コリンエステラーゼ阻害薬（アセチルコリン量の増加）や免疫抑制薬（自己免疫の抑制）があります．

また，農薬などによる有機リン中毒にもアセチルコリン受容体が関与しています．有機リン化合物の一種であるサリンは，アセチルコリンエステラーゼと不可逆的に結合し阻害する性質をもちます．サリンを呼吸器・皮膚から吸収すると，アセチルコリンが分解されなくなるため，アセチルコリン神経は興奮し続けてしまい，正常な神経伝達を阻害し重篤な副作用を発現します．サリン中毒に対しては，アセチルコリン受容体遮断薬（アトロピンなど）や，サリンと親和性の強い薬物〔ヨウ化プラリドキシム（PAM）〕が投与されます．

パーキンソン病・パーキンソン症候群は，脳内のアセチルコリン神経系とドパミン神経系のバランスが崩れ，アセチルコリン系が優位になることで生じます（詳細はp.161）．そのため治療には，アセチルコリン神経系を抑制する作用をもつ薬剤群（抗コリン薬など）や，ドパミン神経系を賦活する薬剤群（L-ドパなど）が使用されます．

アセチルコリン受容体に作用する医薬品

◆ **MARTA（M_1受容体への拮抗作用をもつ薬剤）**：静穏作用を示し，精神運動興奮などを抑制する作用をもっています．MARTA（多元受容体作用抗精神病薬）は既存の抗精神病薬と比較してドパミンのD_2受容体の遮断作用は低いものの，M_1受容体拮抗作用などももっており，静穏作用が補完されています．

◆ **コリンエステラーゼ阻害薬（間接型アセチルコリン受容体作動薬）**：認知症ではアセチルコリン系が減退していますが，その部分を補完するためにコリンエステラーゼ阻害薬（アセチルコリンの分解を抑制する作用をもつ薬）が用いられています．

◆ **アトロピン（ムスカリン受容体の競合的拮抗薬）**：アトロピンは末梢のムスカリン性アセチルコリン受容体への拮抗作用により，副交感神経のはたらきを抑制し，消化管などの筋肉の運動・けいれんの抑制や心拍数の増大を引き起こします．そのため，けいれん性の消化器疾患のほか，徐脈性不整脈，有機リン剤（殺虫剤・農薬やサリン）中毒の治療などに用いられます．

◆ **抗コリン作用をもつ薬剤の長期連用と認知機能障害**：抗コリン作用のある薬剤を長期間にわたり摂取するとアルツハイマー病などの認知症の発症リスクが高まる可能性があることが報告されています．10年間で91〜365日分の使用では1.19倍，1,095日まででは1.23倍，1,096日以上では1.54倍のリスクを生じたとの報告があります[1]．

（三輪高市）

文献　1）Gray SL, et al：JAMA Intern Med, 175（3）：401-407, 2015.

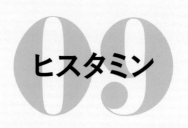

ヒスタミン

ヒスタミンは，ドパミンやノルアドレナリンなどとともにモノアミンに分類され，神経系では神経伝達物質として働きます．生体内では肥満細胞（マスト細胞）中に高濃度で存在するほか，肺・肝臓・胃粘膜・大脳にも存在してそれぞれの生理機能を担っていますが，血液脳関門は通過できません．

ヒスタミンは必須アミノ酸であるヒスチジンからヒスチジン脱炭酸酵素（HDC）によって合成されます．ヒスタミン-N-メチル基転移酵素やジアミン酸化酵素などで分解され，その後，イミダゾール酢酸となり体内から排出されます．

末梢（脳以外）でのヒスタミンのはたらき

衛生的には，魚介類に大量に含有されるヒスチジンからヒスタミン生産菌によってヒスタミンが大量に生成されると，食中毒の原因になります．ヒスタミンは熱に安定で加熱では除去できず，大量に摂取すると，口のまわりや耳たぶの紅潮や，頭痛，じんましん，発熱の原因になります．このように体外から摂取したヒスタミンはアレルギー症状などを引き起こしますが，生体内でも，肥満細胞や好塩基球などから遊離されたヒスタミンがヒスタミン受容体のうちのH_1受容体を介して反応を引き起こしています．アレルギー症状に関わるはたらきだけでなく，ヒスタミンは，ECL細胞（クロム親和性細胞）から遊離されたのち，H_2受容体を介して胃酸分泌などに関わっています．そのほかにも，ヒスタミンの受容体には，H_3受容体，H_4受容体が存在しています．

中枢神経系でのヒスタミンのはたらき

脳内では，視床下部乳頭体がヒスタミン神経の起始核（情報伝達の始点）となって脳内の各部位に投射して，睡眠・覚醒や摂食の調節などに関与しています．そのため，H_1受容体に対する拮抗薬を使用すると，予期せぬ作用として眠気や過食が引き起こされることがあり，QOLを低下させる副作用と認識されています．

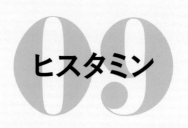

図　ヒスタミンの合成

主な医薬品との関連，医薬品への応用

◆ H_1受容体阻害薬（ジフェンヒドラミン，クロルフェニラミン，プロメタジン，フェキソフェナジン，エバスチンなど）：H_1受容体を阻害する薬物群は一般に，抗ヒスタミン薬とよばれており，蕁麻疹，アトピー性皮膚炎，アレルギー性鼻炎などのアレルギー疾患に対する第一選択薬です．なお，H_1受容体には精神活動を賦活する役割があるために，この受容体を阻害する薬物群には眠気やインペアード・パフォーマンス（詳細は後述）が発現しやすい性質があります．また，H_1受容体に関連する薬剤がもつ眠気の作用を利用して，抗精神病薬のクロルプロマジン，レボメプロマジン，オランザピン，クエチアピンなどのほか，抗うつ薬のミアンセリン，トラゾドン，ミルタザピンなどの薬剤群は，不眠への効果を期待して使用される場合があります．また，ドラッグストアなどで取り扱われる第2類医薬品であるドリエル®（ジフェンヒドラミン）は，抗ヒスタミン薬がもつ副作用を逆手にとって一般用医薬品の睡眠改善薬として販売されています．

◆ H_2受容体阻害薬（シメチジン，ファモチジン，ラニチジンなど）：H_2受容体は主に胃壁細胞に存在し，胃酸分泌に関与します．H_2受容体への阻害作用をもつ薬剤は，消化性潰瘍治療薬として用いられています．

◆ H_3受容体阻害薬：前頭葉に存在するH_3受容体は作業記憶の形成に関係しており，その部位でのH_3受容体の活性が低ければ作業記憶に重要な前頭葉の活動性が高まることがわかってきました[1]．したがって，チオペラミド，クロベンプロピット，プロキシファンのようなH_3受容体を阻害する作用をもつ化合物は，アルツハイマー病や，注意欠如・多動症（ADHD），統合失調症，多発性硬化症の治療薬として期待され，開発が進められています．

◆ H_4受容体阻害薬：チオペラミドのようにH_4受容体に対する阻害作用をもつ薬は，アレルギー性疾患や，リウマチなどの自己免疫疾患に対する治療薬としての可能性があります．なお，中枢神経系におけるH_4受容体の存在や影響の詳細は報告されていません．

用語解説：インペアード・パフォーマンス

　インペアード・パフォーマンスとは，H_1受容体拮抗薬などでみられる副作用で，眠気など自覚症状がないにもかかわらず，集中力や判断力，労働生産性の低下を起こしている状態を指します．例えば，抗ヒスタミン薬などを使用しているときに自動車の運転をすると，赤信号などに気づくのが遅れ，ブレーキをかけるタイミングが遅れてしまう事例があります．思わぬミスや事故などを引き起こし，日常生活上の問題が生じるリスクを生じます．

（三輪高市）

文献　　1）Ito T, et al：EJNMMI Res, 8（1）：48, 2018.

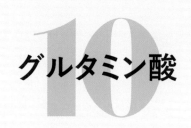

グルタミン酸

　グルタミン酸(glutamic acidまたはglutamate，アミノ酸の三文字略号はGlu)は，生体タンパク質を構成するアミノ酸の一つです．コンブ，チーズ，緑茶などに大量に含まれるほか，シイタケ，トマト，魚介類などにも比較的多く含まれています．グルタミン酸は血液脳関門(詳しくはp.176)を通過できないため，脳内ではグルタミンやオルニチンなどから合成されます．

うまみ成分として知られたグルタミン酸

　グルタミン酸は1866年に日本人の池田菊苗が発見し，「うまみ」の成分として広く認識されています．その後，脳へのグルタミン酸の投与によって精神興奮や神経障害を引き起こすことが実験的にわかりましたが，グルタミン酸は脳内に大量に存在していたために，近年(1980年代ごろ)まで，神経伝達物質として認識されていませんでした．

　なお，歴史的には，米国の中華料理店で多発したチャイニーズ・レストラン・シンドローム(頭痛，顔面紅潮，発汗，疲労感，顔面や唇の圧迫感などの症状から構成される症候群)の原因物質として，化学調味料(グルタミン酸ナトリウム)が疑われた事例があります．そのため，この疾患は「グルタミン酸ナトリウム症候群」ともよばれていました．ただし現在では，これらの症状がグルタミン酸の摂取によって引き起こされたという仮説は否定されています[1,2]．

グルタミン酸神経系のはたらき

　グルタミン酸神経系は，大脳皮質，海馬，視床下部，小脳，基底核など，脳内に広く分布し，記憶，学習，思考，感覚，運動など，高次の認知機能を担っています．基本的に興奮性の神経伝達を担っているため，認知機能障害やストレス過多などによってグルタミン酸の作用が亢進し過剰な神経興奮が引き起こされると，神経細胞の壊死を誘発するなど脳機能に大きなダメージを与える(強い神経毒性を発揮する)可能性があります．

　グルタミン酸の受容体には，代謝型受容体(Gタンパク質共役受容体)とイオンチャネル型受容体が存在します．このうち，イオンチャネル型グルタミン酸受容体は，AMPA型グルタミン酸受容体，カイニン酸型グルタミン酸受容体，NMDA型グルタミン酸受容体などに分類されます．

グルタミン酸神経に関わる医薬品

　グルタミン酸受容体は，生体内では中枢神経系のシナプス部に多く存在しています．シナプス可塑性と記憶・学習に深く関わるため，多くの疾患で治療標的分子として期待されていますが，前述のとおりグルタミン酸受容体に作用する薬物は強い神経毒性をもつため，医薬品の開発は非

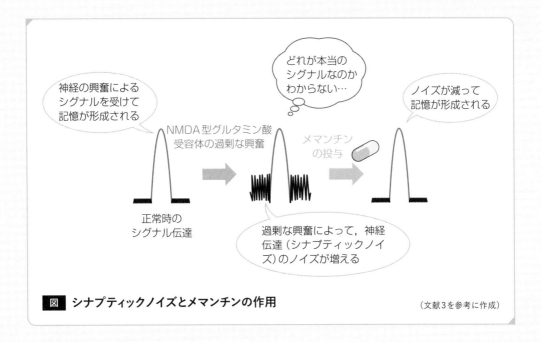

図 シナプティックノイズとメマンチンの作用

（文献3を参考に作成）

常に困難でした．治験薬を除けば，現在のところ販売中の医薬品はメマンチンとケタミンのみです．

◆ **認知症治療薬（メマンチン）**：メマンチンは，記憶や学習，神経細胞死などに深く関わる NMDA受容体に対して低親和性に結合します．そのため，過剰なグルタミン酸によるチャネルの異常開口を抑制してシナプス後神経の壊死を抑制しながら，生体の正常な情報伝達は阻害することなく，神経障害と記憶障害の両方を改善します（図）[3]．

◆ **麻酔薬（ケタミン）**：ケタミンはNMDA受容体への拮抗作用をもつ麻酔薬です．大脳に存在するNMDA受容体を遮断すると麻酔作用を発現し，脊髄の後角痛覚系の二次ニューロンに存在するNMDA型受容体を遮断すると鎮痛作用を引き起こします．

◆ **その他のNMDA受容体拮抗薬**：ケタミンと類似した構造をもつプロト化合物であるフェンシクリジン（PCP）もNMDA受容体拮抗薬に分類されますが，統合失調症様作用を示すために，俗に"エンジェルダスト"とよばれる幻覚剤として知られ，麻薬及び向精神薬取締法で厳しく規制されています．統合失調症における陽性症状・陰性症状と認知機能障害がともに発現する（覚せい剤であるメタンフェタミンでは陽性症状のみが発現する）ため，研究目的では統合失調症モデル化合物として汎用されています．このような理由で，グルタミン酸神経系が統合失調症の発症に大きく関与すると考える「グルタミン酸仮説」が提唱されましたが，現在のところグルタミン酸神経系への関与を主作用とする抗精神病薬はありません．

（三輪高市）

文献　1）吉川春寿ほか 編：総合栄養学事典 第4版新訂版，同文書院，1995．
2）Geha RS, et al：J Nutr, 130 (4S Suppl)：1058S-1062S, 2000．
3）Parsons CG, et al.：Neuropharmacology, 38：735-767, 1999．

GABA

11

GABA（γ-アミノ酪酸：γ-aminobutyric acid）は，アミノ酸の一つで，中枢神経系に高濃度存在し，交感神経系や肝臓にも微量存在しています．GABA作動性シナプスは中枢神経系に広く存在し，さまざまな神経系に対して抑制的に働きかけます．なお，GABAは血液脳関門（詳しくはp.176）を通過できないため，脳組織内で興奮系アミノ酸のグルタミン酸からグルタミン酸デカルボキシラーゼ（GAD）によって産生されます．

GABA受容体には，GABA$_A$受容体，GABA$_B$受容体，GABA$_C$受容体の3種のサブタイプがあります．このうちGABA$_A$受容体とGABA$_C$受容体は，塩化物イオン（Cl$^-$イオン）を透過するイオンチャネル型受容体で，GABA$_B$受容体はGタンパク質共役型受容体です．ここでは，不安やてんかんなどに関わりの深いGABA$_A$受容体を主に取り上げます．

GABA受容体とベンゾジアゼピン結合部位・フェノバルビタール結合部位

バルビツール酸系薬剤および非バルビツール酸系薬剤（以下，PB受容体作動薬）とベンゾジアゼピン系薬剤および非ベンゾジアゼピン系薬剤（以下，BZP受容体作動薬）は，GABA$_A$受容体（詳細はp.107，図1）の機能を亢進する作用をもち，緊張・興奮およびけいれんを軽減する効果をもつため，抗不安薬，睡眠薬（催眠鎮静薬）や抗けいれん薬として使用されます．なお，ここで言う「非バルビタール酸系薬剤」とは，フェノバルビタール結合部位（PB受容体）に作用するがバルビタール骨格をもたない薬剤群を指し，「非ベンゾジアゼピン系薬剤」とは，ベンゾジアゼピン結合部位（BZP受容体）に作用するがベンゾジアゼピン骨格をもたない薬剤群を指します．

BZP受容体作動薬は，GABA$_A$受容体上にあるベンゾジアゼピンの結合部位（BZP受容体）に結合します．内因性GABAのはたらきを介して作用するため，内因性GABAの作用が律速段階になって過剰な作用は発現せず（内因性のGABAが受容体に結合しなければ作用が現れず），身体には比較的安全な薬剤群です（詳細はp.107）．一方，BZP受容体の近接領域にアルコールの結合部位があり，受容体の応答性を高めるため，飲酒時の服用には注意が必要です．加えて，すべてのBZP受容体作動薬で依存性が添付文書に記載されており，より適切な使用が求められています．

PB受容体作動薬も低用量では内因性GABAのはたらきを介して作用します．しかし，高用量になるとGABA系を介さずに直接Cl$^-$チャネルに作用して，内因性GABAの限界を超えた強い作用を発現してしまうため，過剰な呼吸抑制や心毒性（重篤な不整脈など）を引き起こします．そのため，PB受容体作動薬はBZP受容体作動薬に比べて危険性が高く，小児のてんかん治療以外では，特殊な場合を除いて，ほとんど使われなくなりました．

図 γ-アミノ酪酸（GABA）と関連物質の構造

抗不安薬としてのBZP受容体作動薬

「パニック障害の治療ガイドライン」[1,2]や「社交不安症の診療ガイドライン」[3]では、SSRI（選択的セロトニン再取り込み阻害薬）の服薬初期にベンゾジアゼピン系抗不安薬の併用が有効であることが示されています。その際は、抗不安薬は2〜4週間程度で減量・中止することが望ましいとされ、少なくとも6〜8週間までには中止することが推奨されています。加えて、「PTSDの薬物療法ガイドライン」[4]ではベンゾジアゼピン系抗不安薬は「即効性の抗不安作用は認める」が、「長期連用は推奨されない」と記載されています。

GABAの構造・生合成に関連する医薬品

プレガバリン（神経障害性疼痛などの疼痛治療薬）やガバペンチン（抗てんかん薬）は、GABAと共通・類似する構造をもち、GABAの類似物質として知られています（図）。また、てんかん発作の治療や片頭痛発作の発症抑制などに使用されるバルプロ酸ナトリウムは、GABAを分解するGABAトランスアミナーゼの阻害作用により、間接的にGABA様の作用を引き起こします。

（三輪高市）

文献 1) 厚生労働省 パニック障害の治療法の最適化と治療ガイドラインの策定に関する研究班：パニック障害の治療ガイドライン，2007.
2) 熊野宏昭ほか 編：パニック障害ハンドブック，医学書院，2008.
3) 日本不安症学会/日本神経精神薬理学会：社交不安症の診療ガイドライン，2021.
4) 日本トラウマティック・ストレス学会：PTSDの薬物療法ガイドライン：プライマリケア医のために，2013.

脳の解剖学

　脳は神経系の中枢であり，脊髄とともに中枢神経系を形成しており，感情や思考，生命維持などの中心的機能を司っています．脳は中心に近い方から軟膜，クモ膜，硬膜の3重の髄膜で覆われており，その外側には硬い頭蓋骨があり，脳への外傷を防いでいます．また，クモ膜と軟膜との間は脳脊髄液によって満たされており，脳を衝撃から守っています．

脳部位の分類と役割

　脳は大きく大脳，間脳，中脳，小脳，橋，延髄の6つの部位に分類することができます．これらのうち，大脳と小脳はその表面を皮質とよばれる神経細胞の折りたたまれた広いシートで覆われています．また，間脳，中脳，橋，延髄では，神経核とよばれる集合体を形成していることが多くみられます（図）．

　大脳は左右2つの半球からなり，それぞれの半球には深い皺のある「大脳皮質」とその内側にある「大脳基底核」「海馬」「扁桃体」がみられます．大脳基底核は運動制御に関与していると考えられてきましたが，現在では，認知や動機づけ，情動などにも影響していることがわかってきまし

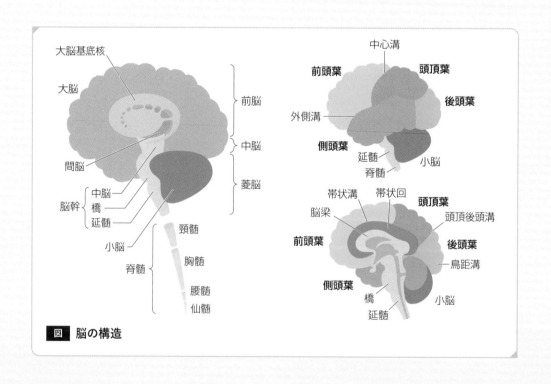

図 脳の構造

た．また，海馬は人物や場所・出来事などの顕在記憶に関与し，扁桃体は情動に関する自律神経や内分泌の調整を行います．大脳皮質は喜怒哀楽の感情である情動や思考，記憶，創造などの高次精神活動や感覚中枢があり，それを覆う頭蓋骨の名前から「前頭葉」「頭頂葉」「後頭葉」「側頭葉」に分類されます．この4つの領域はそれぞれ異なる機能を有していますが，相互に密接に連携しており，さまざまな脳機能に関与しています．前頭葉はすべての領域と密接に連携しており，短期記憶と将来の行動計画，運動の制御に，頭頂葉は身体イメージの形成と外界との関連づけに，後頭葉は視覚に関連しています．側頭葉は聴覚に関与するとともに，内側にある海馬や扁桃体を介して学習，記憶，感情を司っています．また，左右の大脳半球は，外見は似ていますが機能も構造も完全に左右対称というわけではありません．

　大脳辺縁系は，脳幹上部を取り囲むさまざまな皮質野（特に側頭葉と前頭葉）の内部領域である原始的皮質組織とこれらの皮質野と結合している扁桃体や視床下部などの皮質下領域のことをいいます．

　間脳には視床と視床下部の大きな2つの構造があり，視床には大脳皮質以外の中枢神経系から大脳皮質に達する情報のほとんどを処理する役割が，視床下部は自律神経系や内分泌系，内臓機能を制御する役割があります．

　中脳は眼の動きに代表される多くの運動・感覚機能を制御しています．延髄には消化・呼吸・心拍数調節などの自律機能を担う中枢が多くみられ，橋は大脳からの運動に関する情報を小脳に伝える役割があります．これらの中脳，橋，延髄のことを脳幹といい，脊髄と脳の間の情報伝達や網様体を介した覚醒状態の制御に関与しています．

　小脳は運動の強さや範囲を調節し，運動技能の学習に関与しています．

　脳の構造を系統発生学的に古い方から分類すると脳幹・脊髄系（中脳・橋・延髄・脊髄），間脳・大脳辺縁系，大脳皮質（大脳新皮質）の大きく4つの階層構造からなっています．脳の最下層の脳幹・脊髄系は「生きているという植物的（静的）な生命現象」に，中間に位置する間脳・大脳辺縁系は「たくましく生きていくという動物的（動的）な生命活動を遂行するための本能や情動行動」に，最上層の大脳皮質は「うまくよく生きていくための創造的活動」に関与するとされています．

（中村友喜）

情動に関わる脳の領域

情動とは

　情動とは一般的に，動物やヒトに共通にみられる「喜怒哀楽」などの感情のことをいいます．情動には基本情動とよばれる信頼・喜び・期待・怒り・嫌悪・悲しみ・驚き・恐れの8つがあり，これらは組み合わされることでより高次の情動（派生情動）を表現できるようになります（図）[1]．基本情動はヒトや動物に共通する情動（喜怒哀楽の感情）ですが，派生情動はヒト特有の高次の情動であるとされています．また，図で離れた基本情動の組み合わせでは，情動の融合が不完全となり（嫌悪＋驚き＝憤慨，期待＋恐れ＝不安など），その結果，葛藤が生まれます．

　情動が発生し反応に至るまでには，まず対象物からの感覚刺激を受容し，その刺激が脳に送られます．次に脳が受容した感覚刺激によって，対象物に関する生物学的または情動的価値評価に関する情報を認知し，その結果，脳内の過去の主観的体験に関する記憶から情動の内的感情が起こります．情動に関する脳領域が過去の記憶や体験と照合した外界の事物や事象が自分にとってどのような生物学的意味をもつのか，有益（報酬系）か有害（嫌悪系）かなどを判断します．特定の目標に向かって行動を起こさせ，維持・遂行させる一連の過程である動機づけが発

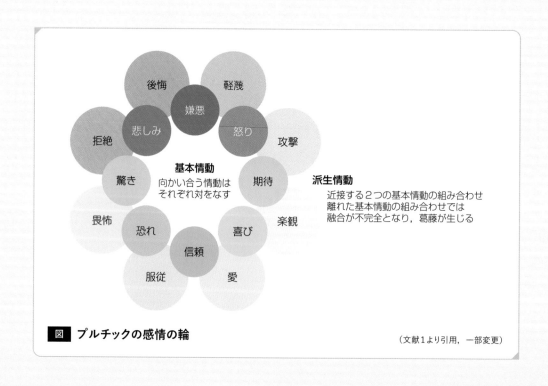

図　プルチックの感情の輪

（文献1より引用，一部変更）

生します．生物学的欲求（空腹やのどの渇きなど）は生体の恒常性を保持しようとする生理学的動機を引き起こし，摂食や飲水，体温調節，性行動などの動機づけ行動を誘発していきます．動機づけと情動が関連する生理的欲求（例えば食欲や性欲など）を含むあらゆる欲求が満たされたときには快感や喜びが，満たされなかったときには不快感や悲しみなどの情動が生じます．さらに，快感や喜びを感じるものには近づこうとする接近行動を起こし，不快や怒り，おそれ，悲しみを与えるものから遠ざかろうとする際には，攻撃または逃避行動が起こることから，快不快情動が行動の原因となっていると考えられています．

　脳内で生じた情動は，自律神経系やホルモン系を介した生理反応や顔の表情や声のトーン，態度などに表出され，行動やコミュニケーションにつながっていきます．また，その経験は情動の主体的体験として脳内に記憶されます．これらの現象は連続した一連の脳内の情報処理の一形式として起こっていきます．

　情動のうち，恐怖は最もよく理解されている情動です．動物でもヒトでも多くの恐怖については扁桃体が関与しているとされています．また，条件づけされた恐怖の消去については，心的外傷後ストレス障害（PTSD）の関連性からよく研究されており，情動の制御と消去には前頭前皮質の特定の部位が関与しているとされています．さらに，腹側および内側前頭前皮質も情動に関与しているとされており，これらの脳領域はいずれも扁桃体に接続しています．このように多くの脳領域が情動に関与していることがわかってきています．

（中村友喜）

文献　　1）Plutchik R, et al：Theories of Emotion, Academic Press, 1980.

睡眠・覚醒に関わる脳の領域

睡眠と覚醒は「覚醒力」と「睡眠欲求」のバランスによって起こります．「睡眠欲求」よりも「覚醒力」の方が強い時には覚醒が促され，逆に「睡眠欲求」が「覚醒力」よりも強くなると睡眠が促されます．

上行性覚醒系

「覚醒力」を司る覚醒神経系の中枢は脳幹にある上行性覚醒系（脳幹網様体賦活系ともよばれる）で，主要なニューロンとしては，傍小脳脚核と脚橋被蓋核にあるグルタミン酸作動性神経と前脳基底部にあるコリン作動性神経およびγアミノ酪酸（GABA）作動性神経があります．また，これらのニューロンが視床下部外側野を通過する際には，その部位に位置するヒスタミン作動性ニューロンやオレキシン，メラニン凝集ホルモンといったペプチドを含有するニューロンなどの複数のニューロン群が，上行性覚醒系の投射を増強するように構成されています．オレキシンは，視床下部外側野に局在するニューロン群によって産生される神経ペプチドで，オレキシンAとオレキシンBの2種類が存在します．発見当初はその発現部位が摂食行動に関与していること，摂食時にオレキシンの発現量が増加することから摂食行動の制御因子の一つとされていましたが，その後の研究からオレキシンは覚醒の維持にも重要な役割を担っていることが明らかにされました．

このように上行性覚醒系は，さまざまなニューロン群が覚醒や睡眠に関連してそれぞれ独特のパターンで活動しつつ，視床や大脳皮質のニューロンに影響して，覚醒状態を維持・調節する機構として考えられています．

睡眠促進系とREM睡眠スイッチ

睡眠は一過性で可逆的な意識の喪失であり，前述の上行性覚醒系を抑制することで引き起こされます．「睡眠欲求」を司る睡眠神経系の中枢は視床下部視索前野にあり，そのニューロンは抑制性神経伝達物質であるGABAと抑制性神経ペプチドのガラニンを含んでおり，上行性覚醒系のほとんどの部分に広範囲に投射しています．その腹外側部に分布するGABA作動性ニューロンは睡眠時に活動するばかりでなく，活性化されると睡眠が促進され，ノンレム睡眠を引き起こします．

レム睡眠とノンレム睡眠の切り替えには脳幹のニューロンが関与しています（図）．脳幹のグルタミン酸作動性ニューロンは前脳でレム睡眠中の行動や脳波に影響し，延髄と脊髄では運動ニューロンを十分に過分極させて夢から目覚めることを防ぎます．これらのニューロンは腹外側水道組織周囲灰白質とその近傍の橋網様体にあるGABA作動性ニューロンによって阻害される一方で，こ

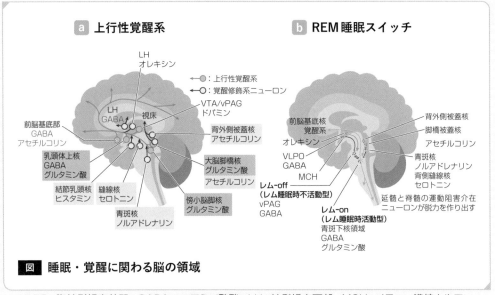

図 睡眠・覚醒に関わる脳の領域

VLPO：腹外側視索前野，GABA：γ-アミノ酪酸，LH：外側視床下部，MCH：メラニン濃縮ホルモン，
VTA：腹側被蓋野，vPAG：腹外側水道組織周囲灰白質

のGABA作動性ニューロンはそれ自体がレム睡眠時に活動するニューロンにより阻害されており，いずれかが活性化するともう片方が阻害されるようになっています．また，前脳のオレキシンを分泌する神経細胞などがレム睡眠の発生を抑制し，反対に脚橋被蓋核と背外側被蓋核にあるコリン作動性ニューロンはレム睡眠を促進すると考えられています．このモデルは，コリン作動薬がレム睡眠を促進することやモノアミン濃度を上げる抗うつ薬がレム睡眠を抑制することなどと一致します．さらに，オレキシン作動性ニューロンが消失した場合にはレム睡眠の唐突な発生を引き起こし，背外側下領域のレム睡眠を引き起こすニューロンが消失した場合には，レム睡眠時の脱力を起こさなくすることがわかっており，その結果，夢の行動を体現する「レム睡眠時行動障害」を引き起こすとされています．

（中村友喜）

血液脳関門の役割

15

血液脳関門とは

　脳と血液の間に起きる物質交換は，血液脳関門（blood-brain barrier：BBB）および血液脳脊髄液関門によって制限されています．アミノ酸やグルコースなどの神経活動のエネルギー源となる栄養素は脳内に選択的に輸送されますが，多くの薬物は脳内に自由に入るわけではありません．BBBのバリアに関するメカニズムには「物理的関門（physical barrier）」「輸送関門（transport barrier）」「代謝的関門（metabolic barrier）」の3種類があります．

　「物理的関門」とは，脳毛細血管で内皮細胞同士の密着結合（tight junction）と，グリア細胞により形成された構造であり（図），水溶性分子や極性分子は脂質二重膜とtight junctionに阻ま

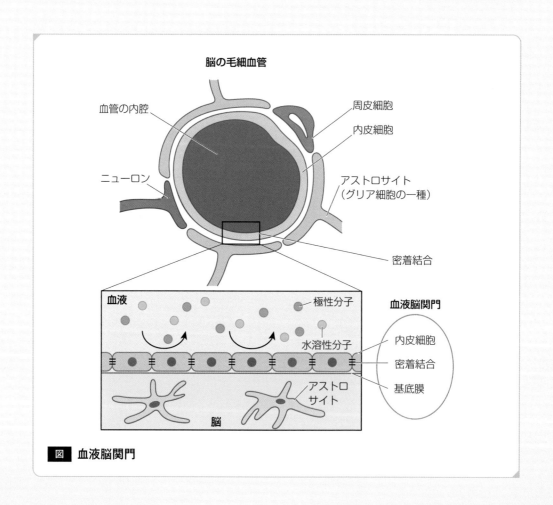

図　血液脳関門

れて容易には透過できません．また，「輸送関門」は，特定の分子の移動に対して特定のトランスポーターや特定の受容体に依存することをいい，「代謝的関門」とは神経活性物質が血管内皮に到達した時点で，血管内皮にある酵素により不活化してしまうことをいいます．

血液脳関門と副作用

一般に，薬物が中枢神経系で効果を発現するためには，BBBを通過して脳内に達する必要があります．薬物などの非生理的物質のBBBの透過性については，一般的には透過する分子の脂溶性と分子サイズが重要であると考えられており，薬物の脂溶性が高いほど脳への移行性も増加します．しかし，脂溶性が高過ぎると，薬物は血液中にほとんど溶解せず，血清アルブミンと結合するため脳への移行性は低下します．

中枢神経系に作用するような抗精神病薬や抗うつ薬，抗不安薬，睡眠鎮静薬などの向精神薬や抗パーキンソン病薬などは中枢神経系への移行性が高いことが知られています．これらのようなBBBの透過性が高い薬物には眠気や過鎮静，錐体外路症状などの向精神薬の副作用が発現しやすい傾向があります．

また，薬剤の副作用にみられる嘔吐にもBBBが関与しています．血流中の薬物を含む毒性物質は第4脳室底の最後野にある神経細胞〔化学受容器引金帯（chemoreceptor trigger zone：CTZ）〕によって検出されます．脳内の大部分がBBBによって保護されているのとは異なり，CTZはBBBで保護されておらず，その神経細胞が血流中の物質を検出できるようになっています．これらの神経細胞は薬剤などの毒性物質を検出すると，延髄腹外側のニューロン群を活性化し，消化管内から毒性物質を除去する運動反応を引き起こします．これらの反応には胃や食道の逆蠕動運動，腹筋収縮の増加，不要物を口腔咽頭から取り除くための咽頭反射と同じパターンの活性化などがみられ，嘔吐が起こります．

（中村友喜）

運動調整に関する脳領域

16

　私たちは日常生活の中で多くの運動や動作を無意識に行っていますが、その複雑さに気づいていることはほとんどないと思います。例えば、単に立っているだけでも視覚から得られる情報や足裏の感覚の情報、姿勢のわずかな傾きを感じる前庭器官からの情報シグナルに反応して姿勢を保つのに必要な筋肉の収縮と弛緩を絶えず調整する必要があります。また、野球のバッターがピッチャーが投げるボールを打つ動作やフランツ・リストのピアノ曲「ラ・カンパネラ」の演奏に関する運動は非常に高速かつ複雑であるため、運動を感覚情報からのフィードバックによって補正しているのでは間に合いません。このような運動は、小脳などの運動中枢が運動指令の出力結果をシミュレートする予測モデルを利用して、極めて短時間での補正によって成り立っています。

　また、運動に関する脳領域はその機能に応じて階層的に組織されており、各段階で異なる運動指令が関与しています。運動の開始にあたっては、前頭前野が関与しており、運動の目的や一連の動作が決定されます。次の段階では、大脳皮質の後頭頂葉と運動前野との相互作用によって、運動の計画が作られていきます。運動前野は後頭頂葉から受け取った周辺情報や身体の各感覚器官からの情報に基づいて運動の時空的特徴を決定していきます。最後に一次運動野・脳幹・脊髄において筋収縮の詳細な情報が統合され、計画された運動が実行されていきます。実際にはこれらの過程の多くは同時並行的に進んで行きます（図1）。

　運動に関する脳領域の機能には、その脳領域の疾患などから特徴的な神経伝達物質が関与していることが解明されてきています。代表的なものに、パーキンソン病の大脳基底核におけるドパミン欠乏があります。パーキンソン病に特徴的な症状は無動、動作緩慢、筋強剛があり、振戦はしばしばみられますが、常に生じるわけではありません。パーキンソン病の運動症状は線条体、淡蒼球、視床下核、黒質によって構成される大脳基底核のドパミン作動性神経系の神経伝達が進行性に障害されることによって発生すると考えられています（図2）。ドパミンの消失よって大脳基底核から抑制性のGABA作動性ニューロンが優性となり、標的領域が高頻度の不均一な抑制入力を受けることとなります。その結果、運動が選択されにくく、選択されたとしても遂行が遅くなってしまいます。

　このように大脳基底核疾患では運動が著しく阻害されることから、大脳基底核は運動制御に関わっているとされてきました。しかし、最近の研究の結果、大脳基底核は脳幹の広い領域や視床を介して大脳皮質の非運動領域や大脳辺縁系にも投射し、認知機能や動機付け、情動機能など、広範な脳機能に関係していることがわかってきています。また、大脳基底核の機能異常はパーキンソン病、ハンチントン病、トゥレット症候群、統合失調症、注意欠陥・多動症、強迫性障害、多くの依存症など、さまざまな精神疾患と関連しているとされています。

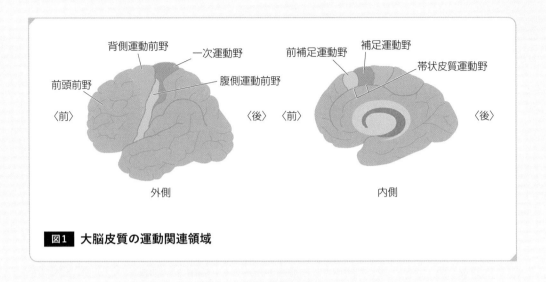

図1 大脳皮質の運動関連領域

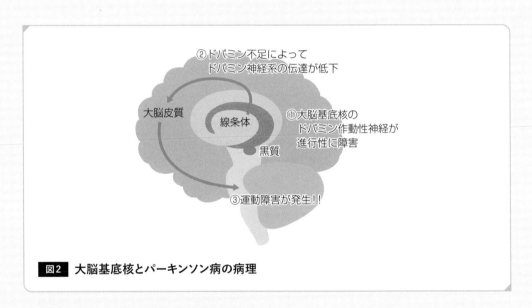

図2 大脳基底核とパーキンソン病の病理

（中村友喜）

脳や神経系に作用する物質

「脳年齢」や「脳トレ」という単語が流行して久しく、「認知機能の一部である記憶の精度を高める」というような商品が数多く市販されています．また，セントジョーンズワートなどを含有するサプリメントは以前から気分の落ち込みに対して用いられています．このように，脳神経系の機能に影響する可能性がある物質はわれわれの日常生活に非常になじみ深いものとなっています．

医薬品・サプリメント

身体的な不調・疾患に対して使用される薬剤のなかにも，脳機能に影響を及ぼす薬剤が存在します．代表的なものとして，鼻水などの症状に対して用いられるヒスタミン H_1 受容体拮抗薬や，過活動膀胱治療薬のうち初期に発売された薬剤は中枢移行性が比較的高く，抗コリン作用による眠気や認知機能障害を起こしやすいとされています[1-3]．これらの中枢神経系への影響は，若年者より高齢者で生じやすいといわれています．さらに，胃酸分泌抑制薬として一般用医薬品としても頻用されているヒスタミン H_2 受容体拮抗薬は，せん妄とよばれる認知機能・注意機能障害と関連しています．そのため，プロトンポンプ阻害薬へ変更することによりせん妄発生リスクが低下するとされます[4-6]．ミネラル補充を目的としたサプリメントや浸透圧性下剤に含まれるマグネシウムも，高齢者や腎機能低下症例では高マグネシウム血症に伴う傾眠や意識混濁にも注意が必要です．

漢方薬は一般的に「副作用が少ない」と認識されていますが，そのなかにも脳機能に影響を及ぼすものがあります．代表的なものとして麻黄に含まれるエフェドリン，附子や呉茱萸などに含まれるヒゲナミンがあります．これらは交感神経に対する刺激作用を示し，不眠や興奮などの症状が現れる可能性があります．近年，漢方薬が薬局などで簡便に入手できることから，生薬の重複や，ほかの医療用・一般用医薬品との作用の重複などによって中枢神経性の副作用が生じる可能性があります．

このように，一般消費者が使用する可能性のある物質や医薬品が思わぬ中枢神経症状を示すことから，薬剤師は患者から不眠などの精神機能の不調について相談を受けたとき，可能性の一つとして身体疾患治療薬やサプリメントなどの影響を考慮しなければいけません．なお，エフェドリンやヒゲナミンなどの交感神経に作用する薬物は世界アンチ・ドーピング機構が定める禁止薬物としてあげられています．

嗜好品

嗜好品に含まれるカフェイン，ニコチン，アルコールなどの化学物質も脳や神経系に影響する化学物質です．これらの化学物質は中枢神経に対して作用し，集中力の向上や気分の安定化，リラックス効果をもたらす一方で，依存性や離脱症状などの有害作用を示すことが広く知られてい

ます．近年，カフェイン含量の高いエナジー系飲料の普及によるカフェインの過剰摂取が問題となってきており，アルコールやニコチンについては従来から過剰摂取の問題が指摘されています．一般消費者の過剰摂取改善や減量を目指すための適切な助言のために，薬剤師はこれらの化学物質の作用や有害性について適切な知識を獲得することが求められます．その他，強い依存性を示す化学物質として大麻に含まれるテトラヒドロカンナビノール（THC）やオピオイド類，またそれらに類似した化学構造をもつ，いわゆる「脱法ドラッグ」なども知られています（わが国では嗜好品として流通していないことから，本稿で詳細には扱いません）．

有機溶剤

塗料や接着剤などに含まれる有機溶剤も中枢神経へ影響を示し，乱用が危惧される化学物質です．厚生労働省によると，薬物使用の生涯経験率は大麻1.4%，有機溶剤1.1%，覚醒剤0.5%，コカイン0.3%，MDMA（危険ドラッグ）0.2%であり[7]，海外と比較して低い数値ではありますが[8]，一定数の消費者が有機溶剤を乱用目的で使用していることが推察されます．有機溶剤は脳に直接作用し中枢神経機能を障害する可能性があり，多量に摂取した場合には呼吸器症状，消化器症状とあわせて意識混濁や幻覚などの中枢神経症状を来すため，病院薬剤師として治療に関わる可能性もあります．一方，有機溶剤を含有する商品は薬局などで取り扱うことは少ないため，薬剤師が販売に関して相談を受ける事例は多くないでしょう．

このように，身体疾患の治療に用いられる医薬品，健康食品や嗜好品，日用品に含まれる化学物質には脳や神経に影響を及ぼす可能性があります．本節では，これらの化学物質のうち，薬剤師が相談や生活指導などに関わる機会が多く，適正使用に貢献しやすいと考えられるニコチン，カフェイン，アルコールの3種について取り上げ，作用や有害性について解説します．

（江角　悟）

文献
1) Gengo F, et al：Clin Pharmacol Ther, 45：15-21, 1989.
2) Simons FE, et al：Ann Allergy Asthma Immunol, 82：157-160, 1999.
3) Chancellor MB, et al：Urology. Online ahead of print. doi：10.1016/j.urology
4) Yamasaki, M, et al：J Pharm Health Care Sci, 10：5, 2019.
5) Shiddapur A, et al：Crit Care Explor, 3：e0507, 2021.
6) Chazot PL, et al：Front Pharmacol, 10：299, 2019.
7) 厚生労働省：薬物使用に関する全国住民調査．2017．
8) 厚生労働省：主要な国の薬物別生涯経験率．2017．Available at：https://www.mhlw.go.jp/bunya/iyakuhin/yakubuturanyou/torikumi/dl/index-05.pdf（閲覧日：2024年2月）

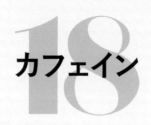

カフェイン

　カフェインはコーヒー，紅茶や緑茶，一部の清涼飲料水にも含まれており，中枢神経系に対して刺激作用を示します．特に，エナジードリンク飲料には 100 mL あたり 300 mg のカフェインを含むものがあります（表）[1]．厚生労働省によると，健康に影響のない最大のカフェイン量は健康な成人では 400 mg/日とされており，カフェインを含む飲料の過剰摂取により健康に影響が出る可能性があります．また，英国食品基準庁は，妊娠した女性のカフェイン過剰摂取により，児は出生時に低体重になるリスクがあるとして 1 日あたりのカフェイン摂取量を 200 mg に制限するように求めています．

表　カフェインを含む代表的な飲料

食品名	カフェイン濃度	食品名	カフェイン濃度
エナジードリンク・目覚まし用飲料（清涼飲料水）	32〜300 mg/100 mL	ほうじ茶（浸出液）	20 mg/100 mL
		玄米茶（浸出液）	10 mg/100 mL
コーヒー（浸出液）	60 mg/100 mL	ウーロン茶（浸出液）	20 mg/100 mL
インスタントコーヒー（粉末）	4.0 g/100 g	紅茶（浸出液）	30 mg/100 mL
玉露（浸出液）	160 mg/100 mL	抹茶（粉末）	3.2 g/100 g
煎茶（浸出液）	20 mg/100 mL		

（文献 1 より引用，一部改変）

カフェインの精神神経機能への影響

　カフェインはアデノシン A_1 および A_{2A} 受容体に結合し，アデノシンの作用を阻害します．アデノシンはグルタミン酸やアセチルコリンなどの覚醒性の神経伝達物質の放出を抑制しており，カフェインはこれらの覚醒性神経伝達物質の放出を促進することで覚醒作用を示します[2,3]．実際に，夕方以降にカフェインを摂取した影響を臨床的に評価した研究では，睡眠潜時の延長，睡眠効率の低下ならびに徐波睡眠の減少が報告されています．

　カフェインによる覚醒性神経伝達物質放出の促進により中枢神経系が刺激され，特に大脳皮質の刺激によって疲労感の軽減や明晰な思考が得られます[4]．夜間運転をシミュレートした研究では，注意力の向上も示されています[5]．これらのカフェインの効果は 1 時間以内に現れ，3〜4 時間持続するとされています．学習や記憶を改善し，衝動性の高い被験者の注意力を改善します[6]．特に記憶に関しては比較的単純な作業記憶を改善しますが，複雑な作業記憶のパフォーマンスは低下させる可能性があります．

カフェインの急性中毒症状

　一方，過剰摂取による急性の有害作用も知られています．カフェイン150〜250 mgという大用量ではありますが，それを非経口的かつ一度に摂取し延髄，呼吸，血管運動，迷走神経中枢が刺激された結果，異常な知覚過敏による不快感が生じることがあります．なお，カフェインのバイオアベイラビリティは約100％であるという報告があります[7]．さらに高用量である1 gを経口投与した場合，中枢神経系および循環系の刺激による不眠症や落ち着きのなさ，興奮，耳鳴り，閃光，筋肉の震え，頻脈，期外収縮，軽度のせん妄が生じます[4]．10 g以上を投与した場合は脊髄が刺激され，痙攣を起こし，死に至る可能性があります．

カフェインの耐性・依存性

　1日あたり最低100 mgのカフェインを連用した場合，依存性が生じる可能性があり，カフェイン摂取を中断した場合，12〜24時間後に離脱症状として抑うつや神経過敏，注意力の低下，睡眠障害，頻繁な気分の変化などが生じ，9日程度持続します[8]．また，カフェインは連用により耐性が生じることも知られており，コーヒーを大量に飲む人はカフェインによる睡眠潜時延長作用が減弱されます[9]．

カフェインの代謝

　カフェインは，主に肝臓での代謝により消失します．主なカフェインの代謝酵素はCYP1A2であり，その代謝速度についてはBlanchardらの報告[7]によると血漿中の半減期は2.7時間から9.9時間と，個人間のばらつきが大きいとの結果が出ています．カフェインの代謝に影響する要因として，遺伝的要素（CYP1A2の遺伝子多型），喫煙によるCYP1A2の誘導，妊娠によるホルモン変動などが知られています．

（江角　悟）

文献
1) 農林水産省：カフェインの過剰摂取について，2022．Available at：https://www.maff.go.jp/j/syouan/seisaku/risk_analysis/priority/hazard_chem/caffeine.html（閲覧日：2024年1月）
2) Reichert CF, et al：J Sleep Res, 31：e13597, 2022.
3) Carter AJ, et al：J Pharmacol Exp Ther, 273：637-642, 1995.
4) Bolton S, et al：Journal of Orthomolecular Psychiatry, 10：202-211, 1981.
5) Baker WJ, et al：J Appl Psychol, 56：422-427, 1972.
6) Nehlig A：J Alzheimers Dis, 20 Suppl 1：S85-94, 2010.
7) Blanchard J, et al：Eur J Clin Pharmacol, 24：93-98, 1983.
8) Juliano LM, et al：Psychopharmacology (Berl), 176：1-29, 2004.
9) Goldstein A, et al：J Pharmacol Exp Ther, 149：156-159, 1965.

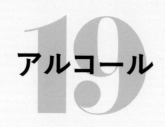

アルコール

アルコール（エタノール）はビール，日本酒，ワインなど酒類一般に含まれ，古来より大衆的に用いられてきた最も社会に馴染みのある薬物です．

アルコールの飲用により，幸福感と高揚感，不安の軽減，社交性の向上，鎮静，認知機能，記憶機能，運動機能，感覚機能の障害，中枢神経機能の全身性低下などの影響が現れます．アルコールの過剰摂取や連用により，アルコール中毒をはじめ種々の健康への影響が明らかにされており，多くの国で最大推奨摂取量が定められています．国ごとに基準はさまざまで，例えば，米国では男性は1日あたりアルコールとして28gまで，女性は14gまでとされ，スペインでは男性は1日30gまで，女性は20gまでとされています．女性の方が少ない量の摂取を推奨されていることは各国共通です．

わが国では，健康日本21（第二次）で男性は1日あたり40g以上，女性では20g以上（いずれも純アルコールとして）が生活習慣病リスクを高める飲酒量として掲げられています．このように，飲酒量に国際的な限度は決められていないものの，アルコールは習慣的，または大量の摂取によって依存性や健康被害を引き起こすことから，「アルコール使用障害」として世界的に予防や治療が必要と考えられています[1]．世界保健機関（WHO）による「危険な飲酒」のスクリーニングテストとしてAlcohol Use Disorders Identification Test（AUDIT）がよく知られています（表1，2）[2,3]．テストが行われる場所の飲酒文化に従い，AUDITのカットオフ値は自由に変えることができ，世界的には8点ですが，わが国では15点あたりが妥当だと考えられています．

アルコールの薬理作用

アルコールは主に，脳内の主要な抑制性神経伝達物質であるγ-アミノ酪酸（GABA）の受容体に作用し，GABAの効果を高めることで作用します[4]．$GABA_A$受容体に結合したアルコールは，GABAによるCl^-チャネル開口事象の頻度，平均開口時間などを増加させ，膜電位を低下させた結果，シナプス後の神経細胞の興奮を抑制します．

そのほか，エタノールは複数の受容体に作用すると考えられており，グリシン受容体，セロトニン5-HT_3受容体の反応を強め，一方で認知機能に関係する受容体の一つであるNMDA型グルタミン酸受容体を阻害することが知られています[5]．これらの受容体などへの作用の結果，報酬系がある大脳辺縁系が活性化され，飲酒時の快感とともに中毒性をもたらすと考えられています．特に，報酬系神経の主要な神経であるドパミン神経に対して，D_2受容体を介した抑制性の作用とD_1受容体を介した興奮性の作用を示すことが知られており，飲酒による興奮作用と鎮静作用の二面性を一部説明できます．

表1 AUDITの設問項目

設問	①あなたはアルコール含有飲料をどのくらいの頻度で飲みますか？
スコア	0　飲まない　1　1ヵ月に1度以下　2　1ヵ月に2〜4度　3　1週に2〜3度　4　1週に4度以上
設問	②飲酒するときには通常どのくらいの量を飲みますか？（酒類のドリンク換算については表2を参照）
スコア	0　1〜2ドリンク　1　3〜4ドリンク　2　5〜6ドリンク　3　7〜9ドリンク　4　10ドリンク以上
設問	③1度に6ドリンク以上飲酒することがどのくらいの頻度でありますか？
スコア	0　ない　1　1ヵ月に1度未満　2　1ヵ月に1度　3　1週に1度　4　毎日あるいはほとんど毎日
設問	④過去1年間に，飲み始めると止められなかったことが，どのくらいの頻度でありましたか？
スコア	0　ない　1　1ヵ月に1度未満　2　1ヵ月に1度　3　1週に1度　4　毎日あるいはほとんど毎日
設問	⑤過去1年間に，普通だと行えることを飲酒していたためにできなかったことが，どのくらいの頻度でありましたか？
スコア	0　ない　1　1ヵ月に1度未満　2　1ヵ月に1度　3　1週に1度　4　毎日あるいはほとんど毎日
設問	⑥過去1年間に，深酒の後体調を整えるために，朝，迎え酒をせねばならなかったことが，どのくらいの頻度でありましたか？
スコア	0　ない　1　1ヵ月に1度未満　2　1ヵ月に1度　3　1週に1度　4　毎日あるいはほとんど毎日
設問	⑦過去1年間に，飲酒後，罪悪感や自責の念にかられたことが，どのくらいの頻度でありましたか？
スコア	0　ない　1　1ヵ月に1回未満　2　1ヵ月に1回　3　1週に1回　4　毎日あるいはほとんど毎日
設問	⑧過去1年間に，飲酒のため前夜の出来事を思い出せなかったことが，どのくらいの頻度でありましたか？
スコア	0　ない　1　1ヵ月に1度未満　2　1ヵ月に1度　3　1週に1度　4　毎日あるいはほとんど毎日
設問	⑨あなたの飲酒のために，あなた自身かほかの誰かがけがをしたことがありますか？
スコア	0　ない　　　　2　あるが，過去1年にはなし　　　4　過去1年間にあり
設問	⑩肉親や親戚・友人・医師あるいはほかの健康管理にたずさわる人が，あなたの飲酒について心配したり，飲酒量を減らすように勧めたりしたことがありますか？
スコア	0　ない　　　　2　あるが，過去1年にはなし　　　4　過去1年間にあり

（文献2より引用，一部改変）

アルコールの有害作用

　人は飲酒によって酩酊状態になります．通常，血中アルコール濃度が0.02〜0.1%程度で「ほろ酔い」とよばれるリラックスした状態になり，筋肉の弛緩，傾眠，酩酊感が生じます．さらに血中アルコール濃度が上昇し，0.3%を超えると泥酔期とよばれるもうろう状態，0.4%を超えると昏睡期という生命に危険を生じうる状態になります．このような急性アルコール中毒の症状として，吐き気，嘔吐，記憶障害などの比較的軽微な症状から，発話障害，調整障害，歩行障害，眼振，昏迷，昏睡などの深刻な状態が知られています．

表2 酒類のドリンク換算

種類（アルコール度数）	量	純アルコール換算（g）	ドリンク数
ビール	レギュラー缶（350 mL）	14	1.4
	ロング缶（500 mL）	20	2.0
日本酒（15%）	1合（180 mL）	22	2.2
焼酎（25%）	1合（180 mL）	36	3.6
チューハイ（9%）	レギュラー缶（350 mL）	25	2.5
	ロング缶（500 mL）	36	3.6
ワイン（12%）	グラス（120 mL）	12	1.2
	フルボトル（720 mL）	72	7.2
ウイスキー	シングル（30 mL）	10	1.0

（文献3より引用，一部改変）

　また，アルコール使用の問題が継続すると，心臓病，脳卒中，がんによる早期死亡のリスクが3〜4倍に増加することが知られています．加えて事故，自殺，肝硬変のリスクが高くなるとされます．アルコール使用障害の約40〜60%は遺伝的要因とされ，アルコール入手の簡便さやストレスレベルなどの環境要因も関係しています[6]．アルコール使用障害に関係する遺伝的要因としては，①アルコール代謝に関連した酵素の遺伝子，②衝動性，抑制不能，感覚探索に関連する遺伝子，③アルコールに対する感受性に関わる遺伝子があげられます．

アルコールの代謝

　アルコールの代謝は90%以上が肝臓で行われ，アセトアルデヒドを経て酢酸に代謝されて排出されます．

アルコール→アセトアルデヒドの代謝反応

　アルコールからアセトアルデヒドへの代謝は，アルコール脱水素酵素（alcohol dehydrogenase：ADH）を介する経路とミクロソームエタノール酸化系（microsomal ethanol-oxidizing system：MEOS）経路が知られています[7]．通常，アルコールの代謝経路はADHを介した経路が主でありますが，長期飲酒によって主成分のCYP2E1が誘導された結果，MEOSの活性が大きく増加します．

アセトアルデヒド→酢酸への代謝反応

　ADH経路およびMEOSによってアルコールから生じたアセトアルデヒドは，アセトアルデヒド脱水素酵素（acetaldehyde dehydrogenase：ALDH）による酸化反応を受けて酢酸に変換されます．アセトアルデヒドがALDHによって代謝されず体内に蓄積すると，吐き気や動悸，頭痛などの症状が認められます．ALDHには遺伝子変異が知られており，例として*ALDH2*2*変異を有する人で

はアセトアルデヒドの分解が遅く，より少量のアルコールであっても嫌悪反応を引き起こします[8].

（江角　悟）

文献
1) Schuckit MA：Lancet, 373：492–501, 2009.
2) e-ヘルスネット：AUDIT．Available at：https://www.e-healthnet.mhlw.go.jp/information/dictionary/alcohol/ya-021.html（閲覧日：2024年1月）
3) e-ヘルスネット：飲酒量の単位．Available at：https://www.e-healthnet.mhlw.go.jp/information/alcohol/a-02-001.html（閲覧日：2024年1月）
4) Lobo IA, et al：Pharmacol Biochem Behav, 90：90–94, 2008.
5) 青島 均：日本醸造協会誌，103：208–222，2008.
6) Schuckit MA, et al：J Stud Alcohol, 67：215–227, 2006.
7) 野村文夫：千葉医学雑誌，78：69–73，2002.
8) Cook TAR, et al：J Stud Alcohol, 66：196–204, 2005.

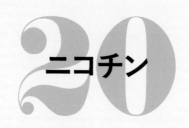

ニコチン

　ニコチンは，タバコや電子タバコなどの喫煙製品に含まれる主要な成分で，中枢神経系にさまざまな影響を及ぼします．ニコチンはニコチン性アセチルコリン受容体（nAChR）に特異的に結合し，種々の神経系と相互作用を示すことで影響を及ぼすことが知られています．nAChRには種々のサブタイプが存在することが知られていて，ほとんどのnAChRにはアゴニスト作用を示します[1,2]（表1）[3-6]．

身体に及ぼす影響

　ニコチンには一時的な注意力の向上・維持などのポジティブな作用がある半面，高い中毒性および依存性を示し，禁断症状や脅迫的なニコチン摂取（喫煙），ニコチンへの耐性化，身体的依存および心理的依存を来します[7-11]．ニコチンは腹側被蓋野のドパミン神経細胞上および中脳辺縁系のnAChR（主に$\alpha_4\beta_2$サブタイプ）に作用し，ドパミンの放出を促進し，報酬（快感覚），喜びや条件づけを学習し正の強化を与えることが報告されています[12]（図）[13]．ニコチンの依存状態にある者がニコチン摂取を中断すると，離脱症状が生じます．ニコチンの離脱症状には，抑うつ気分，ストレス，不安，過敏性，集中困難，睡眠障害などがあり，これらのストレスから精神状態や心理状態が悪化し精神疾患を増悪させる場合があります[14]．

　ニコチンの注意力や認知機能への影響には，nAChRのうちα_7サブタイプおよび$\alpha_4\beta_2$サブタイプが関わっていると考えられています．これらの受容体を欠損させたマウスでは注意，作業記憶，抑制制御，行動の柔軟性などの認知処理に障害が認められます[15]．臨床的にも，喫煙などの手段でニコチンを摂取した被験者で作業記憶や注意力の向上が認められたとするメタ解析の結果があります[16]．ニコチンの認知機能に対する用量反応性は「逆J字型」を示し，低用量では用量依存

表1 中枢神経に存在する代表的なニコチン性アセチルコリン受容体

サブタイプ	局　在	受容体の役割
$\alpha_1\beta_1\delta\gamma$ $\alpha_1\beta_1\delta\varepsilon$	神経筋接合部	シナプス後興奮
$\alpha_3\beta_4$	神経節・脳	シナプス後興奮およびシナプス前興奮を生じる
$\alpha_4\beta_2$	脳	・シナプス後興奮およびシナプス前興奮を生じる ・学習・記憶や報酬・依存に関与する
α_7	脳	・シナプス後興奮およびシナプス前興奮を生じる ・認知機能や神経新生に関与する

（文献3-6より作成）

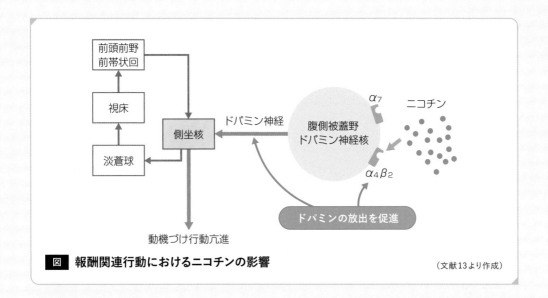

図　報酬関連行動におけるニコチンの影響

（文献13より作成）

的に認知機能を改善しますが，至適用量を超えた高用量または長時間の曝露では認知機能が改善しないか，逆に低下します[15].

ニコチン依存

　習慣性喫煙による長期間のニコチン曝露は脳の構造に変化をもたらす可能性があります. nAChRが長期的に活性化された場合，個々の受容体のニコチンへの感受性が低下（脱感作）します[15]. nAChRはサブタイプごとに脱感作しやすさが異なり，α_7サブタイプはそれ以外のサブタイプ（非α_7サブタイプ）と比較して脱感作しにくいとされています. 脱感作を起こしやすい非α_7サブタイプはGABA神経を介してドパミン放出を抑制的に制御しており，非α_7サブタイプの脱感作によってドパミン放出が促進されることもニコチン依存の一因と考えられます.

　ニコチンは主に肝臓でCYP2A6により代謝されます. CYP2A6を欠損し，ニコチン代謝が障害されているヒトでは習慣的喫煙者になりにくいことが報告されていて[17]，ニコチンが代謝されて体内から消失する過程でニコチン欲求が増大し依存性を生じると考えられています.

　また，喫煙者ではニコチンクリアランスが低下し禁煙によりニコチンクリアランスが増加することから[18, 19]，禁煙の過程でニコチン代謝が促進され早く体内から消失することが禁煙失敗者のニコチン依存性を生じやすくする原因と考えられています. ニコチンのクリアランスに影響する要素を表2にまとめます.

　一方，ニコチンはCYP1A2を阻害し，CYP1A2で代謝される薬剤の代謝を阻害することはよく知られています. CYP1A2で代謝される物質として，オランザピンなどの抗精神病薬やカフェインなどは精神機能に影響するものが含まれるため，ニコチン摂取の開始や中止によりこれらの物質の代謝が変化する可能性があります.

表2	ニコチンクリアランスを上昇または低下させる要因	
ニコチンクリアランス上昇	食事摂取	肝血流量増加
	経口避妊薬	CYP2A6活性の上昇
	性別（女性）	男性よりCYP2A6活性が高い
	妊娠	CYP2A6活性の上昇
	薬剤	リファンピシン，デキサメタゾン，フェノバルビタールなどはCYP2A6を誘導する
ニコチンクリアランス低下	メントール	CYP2A6の阻害
	年齢（高齢者，新生児）	肝血流量減少

　以上のことから，ニコチンは中枢神経系に幅広い影響を及ぼす物質であり，喫煙やニコチン摂取が引き起こす健康上のリスクや依存症の形成に関連しているといえます．禁煙や健康維持の観点からはこれらの影響を理解し，ニコチン依存症の治療や予防に取り組むことが重要と考えられています．

（江角　悟）

文献　1）IUPHAR/BPS Guide to PHARMACOLOGY：Nicotinic acetylcholine receptors（nACh）：Introduction. Available at：https://web.archive.org/web/20170715192920/http://www.guidetopharmacology.org/GRAC/FamilyIntroductionForward?familyId=76（閲覧日：2024年1月）
　　　2）Kishioka S, et al：J Pharmacol Sci, 125：117-124, 2014.
　　　3）Wu J, et al：Biochem Pharmacol, 86：1173-1180, 2013.
　　　4）Sarter, M：Curr Opin Behav Sci, 4：22-26, 2015.
　　　5）Wang J, et al：Transl Stroke Res, 8：484-493, 2017.
　　　6）Levin ED：Curr Drug Targets, 13：602-606, 2012.
　　　7）Parrott AC：Psychopharmacology（Berl）, 184：567-576, 2006.
　　　8）Parrott AC：Hum Psychopharmacol, 30：213-224, 2015.
　　　9）Jain R, et al：Yonsei Med J, 49：175-188, 2008.
　　10）Caponnetto P, et al：Expert Rev Respir Med, 6：63-74, 2012.
　　11）Parrott AC：World J Biol Psychiatry, 4：49-55, 2003.
　　12）Picciotto MR, et al：Neuropharmacology, 76：545-553, 2014.
　　13）Sagara H, et al：J Pharmacol Sci, 108：455-461, 2008.
　　14）D'Souza MS, et al：Addict Sci Clin Pract, 6：4-16, 2011.
　　15）Valentine G, et al：Curr Neuropharmacol, 16：403-414, 2018.
　　16）Heishman SJ, et al：Psychopharmacology（Berl）, 210：453-469, 2010.
　　17）Pianezza ML, et al：Nature, 393：750, 1998.
　　18）Benowitz NL, et al：Clin Pharmacol Ther, 53：316-323, 1993.
　　19）Benowitz NL, et al：Clin Pharmacol Ther, 67：653-659, 2000.

薬剤索引

マ行

ヤ行

ラ行

ワ行

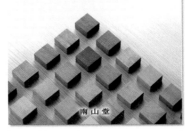

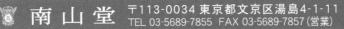

シンプルでわかりやすい
薬歴・指導記録の書き方
改訂2版

明石医療センター 薬剤科
寺沢匡史 編著

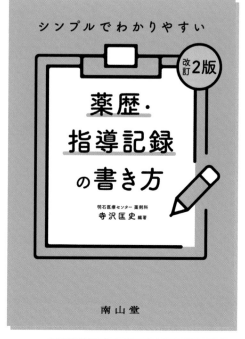

シンプルでわかりやすい
薬歴・指導記録の書き方 改訂2版
明石医療センター 薬剤科
寺沢匡史 編著
南山堂

もう悩まない！

簡潔でわかりやすい 伝わる記録の書き方がわかる！

薬歴・指導記録で重要なことは「人に伝わる」記録であることです．
さらに「簡潔で」「わかりやすく」書く必要もあります．
書き方の理論やルールにこだわり，悩んだり振り回されてはいけません．
POSやSOAPはツールとして使いやすいようにアレンジしましょう．
本書はその秘訣を盛り込んだ，新人からベテランまでお役立ていただける一冊です．
改訂2版では，「施設間情報連絡書」などの新規項目を追加し，初版と基本的なコンセプトや内容は変えずに症例を
中心に変更して違う切り口で薬歴・指導記録を記載するコツを紹介しています．

◎ B5判　262頁
◎ 定価 3,520円（本体3,200円＋税10%）
◎ ISBN 978-4-525-70662-3
◎ 2023年2月発行

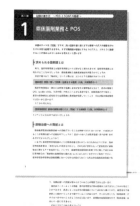

◎主な内容

第1章　記録の書き方　～POSとSOAPの基礎～
1) 臨床薬剤業務とPOS
2) 指導記録とSOAP
3) 薬剤師のアセスメント
4) 情報の収集
5) 患者の問題点の抽出
6) 問題解決に向けた計画
7) オーディット（監査・修正）

第2章　記録の書き方　～実践編～
1) 初回面談
2) 退院時指導の記録
3) 小児（保護者への指導）
4) ハイリスク薬の指導記録
5) 複数の薬学的問題点へ対応
6) オピオイド服用患者の指導記録
7) 病棟薬剤業務の記録
8) 短期入院患者への関わりと指導記録
9) 医薬品情報の情報共有
10) 疑義照会記録
11) 外来化学療法における記録
12) 入院前の常用薬の確認と中止薬の指導
13) 外来患者への指導と記録
14) 施設間情報連絡書

第3章　指導記録についてのQ&A 10
Q1 患者と話した「S」のまとめ方のコツを教えてほしい
Q2 話ができない患者の「S」はどのように記載するのでしょうか？
Q3 「O」には何をどこまで書けばいいのでしょうか？
Q4 アセスメントの書き方のコツを教えてほしい
Q5 薬剤師のしたこと（行動）はどこに入れますか？
　　「A」に入れているのですが…
Q6 SOAPを記載するときに「A/P」というようにアセスメントと
　　プランを一緒に書いても構いませんか？
Q7 「P」はどこまで具体的に書けばいいのでしょうか？
Q8 同じ処方がずっと続いているときの
　　指導記録の記載のコツを教えてほしい
Q9 注射（点滴）のみの処方時の指導記録の
　　記載のコツを教えてほしい
Q10 ハイリスク薬（「薬剤管理指導料1」の算定）の指導記録の
　　記載のコツを教えてほしい
Q11 薬剤管理指導料の算定に関係のない，処方内容の確認，処方提案，
　　他職種との会話はどのように記載を残せばいいのでしょうか？
Q12 指導記録のフォーマットに，問題点「#」を
　　書くところがないのですがどうすればよいのでしょうか？

第4章　指導記録のAudit

詳しくは
Webで

9784525706623

 南山堂　〒113-0034 東京都文京区湯島4-1-11
TEL 03-5689-7855　FAX 03-5689-7857（営業）

URL　https://www.nanzando.com
E-mail　eigyo_bu@nanzando.com

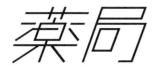 年間購読・書籍申込書 ／ ご送付先内容変更届

「薬局」年間購読のお申し込み

☑ 「薬局」を＿＿＿＿＿年＿＿＿＿月号より年間購読（送料無料）

年間購読料 **33,000** 円（税込）年 14 冊 ［通常号 2,200 円（税込）× 12 冊 + 増刊号 3,300 円（税込）× 2 冊
（3 月, 9 月）］

雑誌・書籍購入のお申し込み

☑ 「薬局」バックナンバー＿＿＿＿＿年＿＿＿＿月号を＿＿＿＿冊

☑ 2024 年 3 月増刊号「みえる! わかる! 精神科のくすり」［3,300 円（税込）］

☑ その他書籍

書名	冊数
書名	冊数

※送料は 1 回のご注文につき一律 440 円です. なお, 年間購読とセットでお申し込みの場合は送料無料です.

お名前	フリガナ （姓）　　　　　　　　（名）	電話番号
		FAX 番号
送付先 ご住所	□□□-□□□□	
ご請求先 ご住所	□□□-□□□□	
	上記, ご送付先と異なる場合のみご記入願います	
E-mail		

☑ 弊社からの新刊書籍情報の配信を希望しない方は □ に ✓ マークをご記入ください.

年間購読送付先変更届	お客様コード（6 桁）	□□□□□□

＿＿＿年＿＿＿＿月号より変更希望　※お申し込みのタイミングによっては, 変更が間に合わないこともございます.

変更前	お名前	
	ご住所　〒	
	電話番号	FAX 番号
変更後	お名前	
	ご住所　〒	
	電話番号	FAX 番号

ご希望の方は必要事項をご記入の上，以下の FAX 番号にお送りください.

（株）南山堂 営業部

FAX 03-5689-7857

薬局　2024 年 3 月増刊号（Vol.75　No.4）

みえる！わかる！精神科のくすり　© 2024

2024 年 3 月 31 日発行

発行者

株式会社南山堂　　代表者　鈴木幹太　　編集長　村井恵美

〒 113-0034　東京都文京区湯島 4-1-11

TEL　代表 03-5689-7850　　www.nanzando.com

装丁・本文デザイン　株式会社ファントムグラフィックス

DTP　株式会社真興社

印　刷　株式会社真興社

978-4-525-94012-6

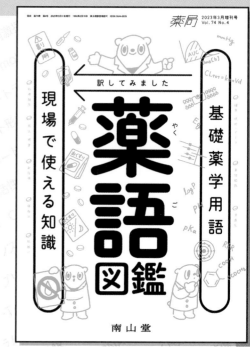
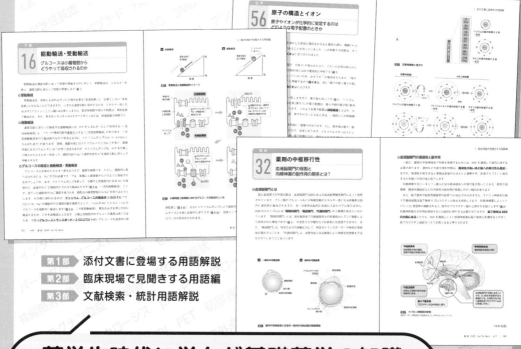